La Vie et le Temps

Les nouveaux boucliers anti-âge

Du même auteur

Oméga-3, Ramsay, 1995.

Les Nouveaux Risques alimentaires, Ramsay, 1997 ; J'ai Lu, 1999.

Libre de maigrir, Ramsay, 1998.

La Cuisine à vivre, avec Michel Guérard, Éditions n° 1, 2000.

Le Bon Usage des vitamines, Éditions n° 1, 2001.

On s'en lave les mains – Tout connaître des nouvelles règles de l'hygiène, Flammarion, 2007 ; J'ai Lu, 2008.

Le Grand Ménage – Tout ce qu'il faut éliminer pour être en bonne santé, Flammarion, 2008.

Les Petites Hontes : récits, Flammarion, 2009.

Les Nouvelles Épidémies, avec le Pr François Bricaire, Flammarion, 2009

Docteur Frédéric SALDMANN

La Vie et le Temps

Les nouveaux boucliers anti-âge

Flammarion

Pour réagir à cet ouvrage ou avoir d'autres informations :
Frederic.saldmann@lavieetletemps.fr

ISBN 978-2-0812-5614-9

À Antonin

Préface

De l'homme de fer à l'homme inoxydable

La mode est aux jeunes et au jeunisme. À tout ce qui est jeune et beau, fascinant, digne d'intérêt et d'envie. Rester jeune, à tout prix, tout au moins en apparence, est devenu une priorité. Dans le même temps, maladies cardio-vasculaires et cancers, principales causes de mortalité et de morbidité de notre temps, ont une incidence qui reste très élevée. Vieux, vieillissement sont des termes bannis des médias. Vieillir est aujourd'hui un gros mot. Le mythe de l'éternelle jeunesse nous poursuit. Tout juste consent-on à parler de seniors lorsqu'il s'agit d'emplois ou de pouvoir d'achat.

Le paradoxe est que nous vivons aujourd'hui beaucoup plus longtemps que nous n'avons jamais vécu, et en bien meilleur état. L'allongement de la durée de vie des hommes, s'il est dû principalement aux progrès de l'hygiène et à la maîtrise – encore bien imparfaite – des maladies transmissibles, ouvre des perspectives, des interrogations et des problèmes de société dont nous ne faisons qu'entrevoir les conséquences.

Comment résister à l'usure du temps ? Certaines créatures y parviennent-elle mieux que d'autres ? Quels sont les ressorts moléculaires et cellulaires du vieillissement ? Dans la pratique, comment retarder l'inévitable emprise de l'âge sur nos cellules, nos artères, nos organes, notre cerveau ? Y a-t-il, aujourd'hui, des stratégies de prévention du vieillissement, des précautions, des assurances à prendre ?

L'objectif du livre de Frédéric Saldmann, *La Vie et le Temps*, est d'apporter des réponses à ces questions qui touchent chacun d'entre nous.

Parce qu'il est à la fois médecin, cardiologue et nutritionniste, et scientifique dans l'âme, doué d'une curiosité et d'une avidité de comprendre hors du commun, Frédéric Saldmann mène l'enquête et propose des pistes. Son zoo de Mathusalem rassemble les plus beaux spécimens du règne animal (et de quelques végétaux) à la longévité exceptionnelle. Du rat-taupe nu à la méduse, des rotifères à la chauve-souris brune, toute une ménagerie de créatures qui défient le temps est ici rassemblée. Il ne s'agit pas d'une simple démarche d'entomologiste, mais d'une série de réflexions qui peuvent – qui doivent – nourrir la recherche médicale au profit de l'homme. Les équipes à la pointe de cette aventure sont aujourd'hui identifiées, et nous travaillons avec elles en réseau. C'est de la coordination de ces forces de recherche que viendront les solutions de l'avenir.

Ce livre est ambitieux, certes, car il navigue de la biologie fondamentale aux aspects de santé publique et de prévention. Il brasse les idées et propose, en contrepoint, des solutions très pratiques à des situations que chacun de nous peut rencontrer. Il est captivant car il *met en relation* des mondes qui ne se côtoient pas toujours.

Préface

Le combat (c'en est un, à n'en pas douter, et quotidien) qui est l'enjeu de ce livre n'est pas livré *contre* le temps. Ce serait un vain combat. Le temps de l'homme de fer, l'homme d'armure, bardé de certitudes et de défenses, est derrière nous. Nous avons ici un plaidoyer pour l'homme inoxydable dont les forces sont intérieures, qui prévoit, apprend et utilise les stratégies du vivant pour se couler dans un temps plus long, plus riche et plus harmonieux.

Professeur Gérard Friedlander,
chef du service de physiologie,
Hôpital européen Georges-Pompidou, Paris.

PROLOGUE

Le secret de Mathusalem

« À 976 ans, Mathusalem était si bien conservé qu'il en paraissait à peine 375. »

Tristan Bernard

En hébreu, Mathusalem signifie « celui qui a congédié la mort ». Selon la Bible, Mathusalem est mort accidentellement, à l'âge de 969 ans, faute d'avoir, avant le déluge, embarqué à temps sur l'arche de son petit-fils Noé. Depuis, nul n'a jamais pu atteindre cette limite, pas même Jeanne Calment, disparue à 122 ans. Pourtant, de nombreux scientifiques spécialisés dans l'étude des centenaires considèrent toute mort avant 120 ans comme une mort prématurée.

En fait, le vieillissement s'installe de façon différente selon les personnes. On constate des variations très importantes de l'une à l'autre, jusqu'à trente ans d'écart. Et ce sur un point essentiel : la durée de vie en bonne santé. Un sujet peut, à 80 ans sonnés, détenir la santé d'un individu de 50 ans, et *vice versa*, certains cinquantenaires ayant prématurément le corps usé d'un octogénaire. Les plus chanceux s'offrent ainsi la perspective de vivre une existence de plus, en bonne santé ! Ces personnes qui défient le temps ont-elles un secret ? Ont-elles, sans le savoir, trouvé des moyens propres à retarder le vieillissement ?

La grande question, aujourd'hui, est de parvenir à déterminer les limites de l'espérance de vie d'un individu en bonne santé. Depuis l'aube de l'humanité, environ 100 milliards d'êtres humains ont vécu sur la terre. Et tous sont morts, sans exception. Cependant, le décès survient de plus en plus tard, atteignant aujourd'hui des limites encore inimaginables voilà quelques siècles.

Les statistiques françaises se contentent d'entériner des données classiques – 77 ans d'espérance de vie chez les hommes, 84 ans chez les femmes, mais ces chiffres sont immédiatement tempérés, si l'on prend en compte le critère de la durée de vie en bonne santé. L'espérance de vie plafonne alors à 71 ans pour l'homme et à 78 ans pour la femme. La plupart du temps, au cours des années qui précèdent le seuil maximal, surgissent en effet des pathologies sévères, telles que la maladie d'Alzheimer et les cancers.

Il suffit d'ailleurs de côtoyer des centenaires pour dresser un bilan mitigé quant au bénéfice d'une telle longévité. Le plus souvent hélas, ils apparaissent très diminués : autonomie réduite, troubles de la vue et de l'audition, quand ce n'est pas leur mémoire qui se fait la belle. Pas dupe, leur entourage écarte d'une phrase cette fausse victoire de l'âge : « Si c'est pour se retrouver comme ça, affirme-t-il, je préfère ne plus être là. » Tout être humain appelle donc de ses vœux une vie la plus longue possible… à condition, toutefois, que la santé soit encore de la partie.

D'où cette évidence : notre durée de vie en bonne santé demeure très courte. Trop courte.

Jusqu'à présent, les scientifiques traitaient le vieillissement en phénomène inéluctable. Or certaines découvertes récentes remettent en cause ce dogme invincible. Pour l'essentiel, le processus reste aujourd'hui inconnu. Plusieurs hypothèses sont lancées, telles l'action des antioxydants, mais aussi l'altération du programme génétique. Cette altération repose sur l'impossibilité, pour les cellules humaines, de se diviser indéfiniment. Et pour cause : lors de ces divisions, les chromosomes raccourcissent.

Pourtant, certaines cellules se montreraient capables d'empêcher l'érosion de leurs chromosomes. Des organismes vivant sur notre planète ont carrément trouvé le moyen de freiner ou de stopper leur vieillissement. Et même, pour l'un d'entre eux, ainsi que nous allons le découvrir dans ce livre, de rajeunir en remontant l'échelle du temps. Aucune science-fiction dans ce processus, mais un pouvoir dont bénéficient certains êtres vivants, comme le démontre l'histoire de Brooke Greenberg que nous évoquerons. Le mystère de ces êtres exceptionnels reste entier. Seule la poursuite assidue des recherches scientifiques parviendra à l'élucider au grand jour, avec, à la clé, des perspectives inespérées sur le chemin de la découverte d'une source de jouvence insoupçonnable.

Ce livre a pour ambition de révéler les nouveaux moyens aujourd'hui à notre disposition pour se prémunir contre le vieillissement. Leur efficacité repose sur une prévention précoce, qu'il convient d'appréhender assez tôt sur l'échelle de la vie. Par la suite, cette prévention sera l'objet d'une attention rigoureuse, quitte à agir çà et là par le biais d'interventions ciblées. À cet égard, les êtres humains qui avancent en âge offrent une parenté saisissante avec les automobiles affublées, à leur compteur, d'un kilométrage à six chiffres : leur état optimal dépend en grande partie de leur entretien régulier et des réglages indispensables effectués en temps et en heure. Ainsi la machine humaine réclame-t-elle, elle aussi, une vigilance de tous les instants.

D'où la fréquence de ses propres contrôles techniques, aptes à déceler telle ou telle pièce déficiente à changer d'urgence avant qu'elle ne lâche. Naturellement, cet arsenal – que je qualifierais d'important et d'évolutif – doit impérativement tenir compte de chaque cas particulier. Encore faut-il que les bénéficiaires du dispositif, vous et moi, songent à l'utiliser à temps.

Rien de vraiment complexe, cependant, dans l'utilisation de ces traitements préventifs. Une simple prise de sang suffit, par exemple, à contrôler son taux de vitamine D, dont la faible teneur favorise la survenue de maladies cardio-vasculaires et de cancers. Le problème du manque de vitamine D se résout très simplement par la prise d'ampoules buvables, à différents moments de l'année. Et il ne s'agit là que d'un simple exemple parmi d'autres, que nous développerons au cours de cet ouvrage.

Ainsi d'un domaine dont les progrès sont tels qu'il ouvre des voies inespérées en matière de recherche : la conservation des cellules et des tissus humains. Lentement mais sûrement, les chercheurs ont trouvé les moyens de les sauvegarder dans leur état d'origine. Ces progrès se sont faits à pas feutrés ces dernières années, sans que l'on ait eu vraiment conscience des espoirs formidables qu'ils engendraient. Il en va ainsi des spermatozoïdes ou des ovules, que l'on sait aujourd'hui parfaitement conserver, mais aussi des embryons voués à de futures implantations. C'est devenu une routine que de parvenir à garder en laboratoire la peau destinée à des greffes. Et ce, pendant dix ans !

De la même manière, des cellules souches sortent intactes après plusieurs dizaines d'années dans un bain d'azote liquide. Or leur mission s'avère capitale, indispensable pour parvenir à régénérer les organes. On les trouve en particulier dans le cordon ombilical, que l'on conserve dès la naissance du bébé. J'insiste sur ce point : les progrès accomplis dans la sauvegarde des cellules offrent des perspectives dont nous ne faisons qu'appréhender le champ de possibilités insoupçonnables et insoupçonnées, qui les placent à la lisière du fantastique.

Une des équations les plus difficiles à résoudre en matière de vieillissement concerne l'immunologie. Et, là encore, même si nous n'en sommes qu'aux prémices d'un champ exploratoire où les conquêtes décisives restent à venir, un début de solution est déjà trouvé. L'équation est la suivante : plus on avance en âge, plus l'immunité diminue. Les systèmes de défense de l'organisme perdent de leur efficacité pour éliminer les agressions bactériennes ou les cellules cancéreuses. C'est pour cette raison que le vaccin contre la grippe est prescrit aux sujets âgés. Une personne d'un grand âge peut mourir d'une simple grippe.

Mais la révolution est en marche. Depuis peu, des solutions de pointe amorcent un virage pour changer la donne. On commence ainsi à lever le voile sur la capacité de certains organismes à freiner, voire à inverser ces phénomènes de vieillissement hier encore considérés comme inéluctables. Nous sommes à l'aube d'une époque où les progrès de la recherche médicale vont permettre d'atteindre des objectifs qui semblent, aujourd'hui encore, relever de la fiction.

Il suffit de se tourner vers le passé pour constater que l'impossible peut devenir réalité un siècle plus tard. En 1932, le centre international d'astronomie de Chicago affirma dans un article que jamais nous ne serions capables de vaincre l'attraction terrestre, et que marcher sur la lune restait donc au stade du rêve impossible. Trente-sept ans plus tard, en 1969, deux astronautes, Neil Armstrong et Edwin Aldrin ont pourtant signé l'exploit d'accomplir, sous nos regards aussi éblouis qu'incrédules, les premiers pas de terriens foulant le sol lunaire.

Ce « grand pas pour l'humanité » sera suivi d'un autre, plus discret, sans doute, mais ancré de tout temps dans l'esprit des hommes qui, se sachant mortels, poursuivent ce doux rêve de retarder l'horloge du temps. Doux rêve, projet fou ?

Pas si sûr. Qui aurait prédit, au siècle dernier, que l'on pourrait, *via* une caméra embarquée, voyager à l'intérieur du corps humain ? Voir à l'intérieur presque aussi bien qu'à l'extérieur ? Personne n'aurait parié un franc sur une telle absurdité. Et, pourtant, le scanner et l'IRM sont bien là, aujourd'hui, pour prouver le contraire. Voici trente ans à peine, dilater une artère qui irrigue le cœur – sans ouvrir le cœur – paraissait totalement irréaliste. C'est un geste aujourd'hui parfaitement maîtrisé.

Ralentir le vieillissement, de façon spectaculaire, vivre plus longtemps en bonne santé, dans des limites qui semblent actuellement impossibles à atteindre, tel est le nouveau défi de la médecine. Nous ne sommes qu'aux prémices de ces découvertes passionnantes. À l'aurore d'un processus qui va bouleverser la société, transformer nos modes de vie. Dans les pays occidentalisés, la durée de vie augmente de deux ans par décade. C'est encore insuffisant, bien sûr, mais, selon un autre mode de calcul, cela se traduit, sur dix ans, par cinq heures d'espérance de vie en plus chaque jour. Simple balbutiement, si l'on scrute le calendrier scientifique à l'horizon des cent prochaines années.

Mais l'enjeu de cet ouvrage ne se borne pas à explorer les conquêtes jubilatoires de la science sur le long terme, sachant que nous sommes peut-être nés un siècle trop tôt pour avoir la chance de bénéficier pleinement de toutes ces découvertes en gestation. L'objectif concret de ce livre, c'est justement de savoir comment « jouer la partie tout de suite ». Par chance, de nombreux paramètres existent. En les adoptant dès maintenant, ils peuvent changer non pas le cours de l'Histoire, mais celui de NOTRE histoire.

PREMIÈRE PARTIE

Le zoo de Mathusalem

« *Ce qui fait la noblesse d'une chose, c'est son éternité.* »

Léonard de Vinci

Tous les indices propres à allonger l'espérance de vie humaine sont dans la nature. Il suffit, pour s'en convaincre, d'observer certaines espèces animales à la longévité exceptionnelle. Pourquoi le rat-taupe nu peut-il atteindre l'âge canonique des 30 ans quand sa petite-cousine, la souris, doit se contenter d'une espérance de vie plafonnée à 3 ans ? Transposé à l'échelle humaine, ce bonus reviendrait à vivre 600 ans en bonne santé ! D'autres espèces animales âgées, mais jamais vieilles, se distinguent par leur capacité de régénération et d'autoréparation de leur ADN. Et ce n'est rien comparé à l'espérance de vie de certains végétaux, qui, abrités derrière un bouclier de protéines, traversent sans dommages plusieurs milliers d'années. Découvrir le secret de chaque espèce qui défie le temps, c'est, à coup sûr, accomplir un pas de géant dans le décryptage des mécanismes de notre propre vieillissement. Et dans sa prévention.

Chapitre 1

Ces végétaux qui défient le temps

Voici 2 ans, des botanistes ont signé un exploit : faire refleurir la graine d'un palmier dattier disparu il y a 2 000 ans.

Tout a commencé lors de fouilles archéologiques réalisées dans le palais du roi Hérode, sur le mont Massada, cette forteresse qui garde en mémoire l'héroïsme de ses habitants : assiégés par les Romains, ils préférèrent se donner la mort plutôt que d'être faits prisonniers.

C'est là, en surplomb de la mer morte, que ces chercheurs botanistes israéliens et suisses ont découvert une graine de palmier dattier parfaitement conservée. L'usage du carbone radioactif leur permet de déterminer l'âge de la graine retrouvée : 2 000 ans ! Ils décident alors de lui donner sa chance et de la planter. Miracle : la graine antique donne bientôt naissance à un arbuste de 1,20 mètre, en pleine santé. N'est-il pas passionnant de constater qu'après une nuit de 2 000 années de sommeil la graine et son potentiel de développement sont restés intacts ?

Il est possible que les conditions atmosphériques régnant sur Massada aient contribué à la bonne conservation des graines, minimisant ainsi la production de radicaux libres propres à accélérer le vieillissement. Cette expérience prouve néanmoins qu'une simple graine conservée dans de bonnes conditions peut garder son patrimoine intact. Lequel peut donner à nouveau naissance à un palmier, et cela deux mille ans plus tard. Qu'une espèce végétale puisse ainsi traverser le temps, avec, à la clé, la régénérescence de fruits que l'on croyait à jamais disparus, voilà une formidable opportunité de recherche.

Des équipes planchent aujourd'hui sur certaines protéines végétales, afin de déterminer leur effet protecteur sur le potentiel de reproduction des graines. Les protéines végétales LEA sont très abondantes dans les semences, et capables, durant des siècles, de maintenir la vie en état de dessiccation. Ces protéines sont induites par la déshydratation dans les tissus somatiques des plantes. Des gènes du type LEA ont ainsi été retrouvés chez le rotifère, ce petit animal aquatique qui ne dépasse pas 3 millimètres, organisme robuste par excellence, dont les caractéristiques ne cessent de nous étonner : capable de résister aux radiations ionisantes, aux ultraviolets, au stress oxydatif, il sait en outre, si nécessaire, réparer son ADN. Il est donc fort probable que ces protéines particulières participent, en les enrobant, à la protection des végétaux lors de la phase de déshydratation, et ce afin de maintenir leur structure, sans une goutte d'eau. Les graines d'un palmier âgé de 2000 ans et le rotifère ont donc un point commun scientifique : la présence, dans leurs tissus, de ces fameuses protéines protectrices LEA, grâce auxquelles les deux espèces s'avèrent capables de résister à la dessiccation et au vieillissement. Aujourd'hui parfaitement identifiées, elles constituent un vecteur capital en matière de recherche.

Cette découverte de graines qui traversent le temps est venue conforter l'initiative norvégienne baptisée Svalbard Global Seed Vault. L'idée de ces chercheurs Norvégiens ? Former une sorte d'arche de Noé de toutes les espèces végétales terrestres existantes. Sur l'île norvégienne de Spitzberg, ils ont créé une banque souterraine répertoriant la totalité des graines des cultures référencées sur la planète, et ce dans le but de préserver leur diversité génétique.

Creusée en 2006 dans le flanc d'une montagne à 120 mètres de profondeur, cette chambre forte a été sélectionnée en raison de son climat froid et de sa géologie stable. Les graines y sont conservées dans d'excellentes conditions, enfermées dans des emballages scellés à chaud pour éviter toute moisissure. Ainsi isolées, les graines peuvent garder toute leur fraîcheur... durant plusieurs milliers d'années ! La capacité totale de cette banque est de 4,5 millions de graines. Les premières semences, présentées le jour de l'inauguration, sont arrivées en provenance du Nigeria sous forme de 7 000 variétés de maïs, soja, pois de terre, soit quelque 330 kilos répartis dans 21 caisses.

Les arbres, eux aussi, savent bouder leur propre mort, et ce dans des environnements aussi pollués qu'inhospitaliers. Ainsi peut-on admirer, en plein Paris, au square Saint-Julien-Le-Pauvre, un arbre planté en 1601 par le botaniste Robin. Et ce robinier se porte comme un charme ! Ce quadruple centenaire fait office de jeune pousse comparé à des ancêtres comme cet épicéa suédois recordman du calendrier vieillesse : 8 000 ans ! Et cette longévité est courante dans des régions comme la Sierra Nevada et la Californie, où l'on peut croiser certaines espèces d'arbres vieilles de plusieurs milliers d'années, comme des séquoias géants.

Mais ce n'est là que la partie émergée de l'iceberg. Car la protéine protectrice LEA n'a pas encore livré tous ses secrets…

CHAPITRE 2

L'énigme de la méduse

Certaines méduses disposent d'un pouvoir étonnant : celui de remonter le temps.

Apparues il y a 650 millions d'années, les méduses mesurent entre 1 millimètre et 2,50 mètres de diamètre. Il en existe plus de mille espèces recensées dans le monde. Parmi elles, la « cuboméduse d'Australie », sorte de fantôme translucide flottant entre deux eaux, dont la taille peut parfois atteindre celle d'un ballon, avec des tentacules longs de 4 mètres. Apparemment inoffensif, cet animal marin redoutable est aujourd'hui considéré comme le plus venimeux de la terre. Son frôlement provoque une mort atroce en quatre minutes par paralysie respiratoire, puis arrêt cardiaque. Il renferme, dans ses réserves, une quantité de poison capable de tuer environ soixante personnes !

Les méduses peuvent atteindre jusqu'à 6 mètres de haut. Les plus volumineuses pèsent 200 kilos, comme cette espèce géante que l'on trouve en mer du Japon. Constituées d'eau à 95 %, elles se nourrissent de plancton ou de petites larves, et peuvent parfois ingérer un poisson entier après lui avoir injecté du venin et cela en un éclair de temps, c'est-à-dire sept cents nanosecondes. Les méduses sont à leur tour la proie des tortues mais aussi des hommes… Dans certaines zones d'Asie, elles sont séchées puis consommées en brochettes. Ces animaux marins invertébrés ne cessent pas de nous étonner.

Car il existe une méduse exceptionnelle, un être vivant dont les pouvoirs naturels – surnaturels ? – repoussent les travaux de la cosmétique antirides au stade de l'âge de pierre. Cette méduse du troisième type, c'est *Turritopsis nutricula*, qui évolue dans les eaux turquoise de la mer des Caraïbes. Son défi : s'avérer capable d'inverser le cycle du vieillissement. Au cours d'une première phase de sa vie, elle vieillit tout à fait normalement. Ce n'est qu'à un stade comparable à celui de la ménopause qu'un signal inconnu se produit dans son organisme. Elle se met alors à rajeunir, jusqu'à une phase équivalente à celle de la puberté ! Ensuite, elle vieillit à nouveau, puis rajeunit, et cela indéfiniment.

En pratique, elle réussit l'impossible : devenir potentiellement immortelle, tout en restant en bonne santé. Cette capacité unique d'inversion du cycle du vieillissement a pour corollaire l'inconvénient majeur d'une prolifération inextinguible. Ainsi régénérée malgré elle, *Turritopsis nutricula* se répand maintenant dans tous les océans de la planète, au point de créer un véritable fléau écologique. Dans certaines régions même, son omniprésence rend les baignades impossibles.

Et, pourtant, *Turritopsis nutricula* est aussi fluette qu'envahissante : cette petite méduse ne dépasse pas les 5 millimètres de long !

Le pouvoir incroyable de l'éternelle jeunesse concentré dans des micromensurations : peut-on rêver une piste de recherche plus motivante ? Des équipes scientifiques s'activent pour tenter d'analyser ce phénomène. À elles, plus précisément, de déceler ce qui se passe à l'intérieur des cellules, de comprendre le mécanisme qui permet à cette méduse de remonter le temps, de refaire le chemin à l'envers.

Ce type de découverte autoriserait de grands espoirs, en même temps qu'il affolerait les statisticiens face aux perspectives d'une surpopulation mondiale incontrôlée qui pourrait s'ensuivre en cas de transposition, sur l'organisme humain, de ce système de rajeunissement perpétuel… Sans parler des dépressions qu'engendrerait la contrainte, pour ne pas mourir, de retourner vers la puberté quand on arrive au seuil de l'âge mûr… Mais pas de panique ! Rien de tel à l'horizon !

De toute évidence, la complexité de notre organisme, si on le compare à celui d'une méduse, n'autorise pas une telle perspective d'immortalité chez l'être humain. Ce n'est d'ailleurs pas l'immortalité qui est visée, en l'occurrence, mais la possibilité, scientifiquement, de donner un véritable coup de frein au vieillissement. Et sur ce terrain-là, *Turritopsis nutricula* présente un intérêt capital. Extrapoler, transposer, à l'échelle humaine, les cellules d'un organisme marin ou d'un petit animal nous permettra de lever le voile sur des nouveaux systèmes biologiques pleins de promesse.

Quelques groupes de biologistes sont d'ores et déjà au chevet de cette petite méduse, qui présente le double avantage de se trouver partout, et en quantité illimitée. En Italie, l'une de ces rares équipes apporte des éclaircissements sur sa métamorphose et, plus particulièrement, sur les facteurs qui déclenchent le demi-tour vers la jeunesse, alors que ce petit être arrive à l'état mature.

Parmi les signaux déclencheurs identifiés grâce aux chercheurs italiens : le stress de l'animal. Plusieurs causes sont avancées pour l'expliquer. Montée de la température de l'eau de mer – de 22 à 30° C, par exemple –, diminution de la quantité d'oxygène, apports alimentaires amoindris, salinité de l'eau modifiée…

Au cours de leurs travaux, les scientifiques font une description minutieuse de la petite translucide. Et ce dans deux états distincts. En bonne santé, tout d'abord, elle se caractérise par la mobilité optimale de ses longs tentacules dans l'eau de mer, sa jolie silhouette de parapluie cloche, et sa transparence. À l'inverse, la méduse affaiblie par l'âge agite ses tentacules en position rétractée. Elle est moins transparente, moins mobile dans l'eau, et son ombrelle contractile perd de son amplitude. Au microscope, on observe, chez les méduses en bonne santé, un nombre de mitochondries galopant, comparé à celui de ses congénères plus âgées. Les mitochondries, ce sont les fournisseurs d'énergie contenus dans la cellule. Seules les méduses en mauvaise santé sont candidates au phénomène d'inversion du cycle de la vie : elles se mettent alors à rajeunir.

La mue s'opère de manière progressive. La méduse change de forme, ses structures se modifient. Déjà mal en point, mais pas encore vieille, elle se redessine d'abord sous les contours d'un trèfle à quatre feuilles, puis une sorte de kyste apparaît sur sa peau doucc, non sans évoquer un fœtus… Arrivée à ce stade de jeune promise, elle repart en sens inverse, sur le chemin de la maturité, et retraverse une à une chaque étape du vieillissement, sans maladie irréversible, ni mort programmée. Et ainsi de suite. À chaque mutation, un nouveau cycle de vie se déclenche.

Malgré toutes ces métamorphoses, certains éléments restent inchangés, parmi lesquels les gonades (glandes sexuelles) ainsi que certaines cellules musculaires. Comme tout organisme vivant classique, la méduse *Turritopsis nutricula* renferme des cellules dont il importe de préciser qu'elles ne sont pas immortelles. Au cours de ses différents cycles de vie, un certain nombre de cellules meurent, quand d'autres réapparaissent.

La vie se déroule donc normalement, puisque la méduse élimine régulièrement les cellules mortes, et que de nouvelles sont produites. Ces dernières meurent à leur tour et se reproduisent, comme celles de l'homme, présentes dans la peau ou le sang par exemple. Lorsqu'elles arrivent en fin de vie, les cellules de la méduse présentent des altérations comparables à celles de tout être vivant.

L'énigme reste cependant entière. Car, si l'on s'avère capable de reproduire le signal déclencheur du rajeunissement de la méduse, on ne comprend pas encore par quels mécanismes elle réalise cet exploit qui défie toutes les lois de la nature. Comment cet organisme vivant réussit-il à inverser le temps ? De toute évidence, le signal provoque une succession de métamorphoses parfaitement réussies, sans que sa structure ne subisse la moindre altération. Les recherches des années à venir nous délivreront peut-être la clé…

CHAPITRE 3

Le rat-taupe nu

Le rat-taupe nu vit 30 ans, soit l'équivalent de 600 ans à l'échelle humaine. Il dispose d'une protection totale contre le cancer.

On trouve ce petit rongeur en Afrique de l'Est, tout spécialement en Somalie, au Kenya et en Éthiopie. Il vit en colonie de 50 à 300 animaux, au sein d'une société organisée comparable à celle des fourmis. Son gabarit : 8 à 10 centimètres de long seulement, pour un poids de 30 à 80 grammes. Il ressemble à une grosse souris glabre légèrement rosée, avec, plantées sous le museau, deux grandes incisives qui lui permettent de percer les galeries.

Un champion du monde au hit-parade des animaux les plus laids, certains connaisseurs n'hésitant pas à le comparer à un petit pénis fripé ! Avec ses petits yeux rouges et de grandes dents en avant, ce rat sans poil est vraiment disgracieux... Heureusement, il dispose d'atouts sensoriels non négligeables. En dépit d'une vue médiocre, il bénéficie ainsi d'un odorat et d'une audition très développés.

La plupart du temps, il élit domicile dans des galeries souterraines, à l'abri des prédateurs. Seuls quelques rares serpents peuvent venir menacer son existence d'hyperactif. La société des rats-taupes nus s'organise autour d'une reine reproductrice qui s'accouple régulièrement avec certains mâles, avec lesquels elle entretient une relation stable. Les autres, moins chanceux, passent leur temps à forer des tunnels. Ils recherchent de la nourriture, repoussent les intrus et s'occupent des enfants. Leurs capacités sexuelles sont inhibées par les phéromones contenues dans l'urine de la reine, et par son agressivité. La gestation de la reine dure 70 jours, avec une cadence moyenne de 5 portées par an. Le rat-taupe nu détient le record de la portée la plus importante des mammifères : jusqu'à 27 descendants ! Végétarien, il se nourrit principalement de racines riches en nutriments et en eau.

Première caractéristique de ce rongeur hors normes : son insensibilité à la douleur. Une heureuse déficience due à l'absence de neurotransmetteurs, indispensables au transport du signal de la souffrance. Son autre grand talent repose sur cette longévité inattendue pour un animal de son espèce : trente ans environ. Mais sa longévité ne constitue pas, à elle seule, le critère le plus étonnant d'un point de vue scientifique. Ce qui épate les chercheurs, c'est la santé de fer qui accompagne la vie du rongeur, toujours jeune ou presque, de sa naissance jusqu'à sa mort. Par exemple, aucun de ses organes ne développe jamais de cancer. Et, si l'on essaie d'en provoquer un, de manière artificielle, aussitôt un mécanisme de défense surgit pour stopper son développement. Par ailleurs, il ne souffre d'aucune dégénérescence, du type maladie d'Alzheimer. Et, dans ses artères, on ne trouve aucune plaque d'athérosclérose à l'origine de maladies cardio-vasculaires.

Le rat-taupe vieillit très peu au cours de sa longue vie, et ce jusqu'à son dernier souffle. Il meurt vite et bien, après une trentaine d'années en bonne santé. Aucune des maladies qui tuent les humains ne le concerne. Il passe au travers, comme si de rien n'était, quand bien même ces maladies sont provoquées au sein de son organisme hyperrésistant.

De quoi attiser notre jalousie… et notre curiosité. Les chercheurs ont remarqué que la télomérase, l'enzyme qui participe à la longévité en conservant les chromosomes dans leurs dimensions d'origine – tandis que, précisément, leur raccourcissement participe à la sénescence –, apparaît en quantité plus importante chez le rat-taupe nu que chez la souris.

Stupeur chez les scientifiques, d'autant plus attentifs à ce phénomène que le rat-taupe nu ne dispose pas, à sa naissance, d'éléments favorables à une bonne santé. Au contraire, il semble même cumuler les points faibles en série. Un vrai profil de perdant ! Non seulement les taux d'oxydation de son organisme sont élevés à sa naissance, mais ils le resteront tout au long de son existence.

De plus, il évolue dans des galeries souterraines, où l'air est vicié : atmosphère pauvre en oxygène et taux de dioxyde de carbone record. Un constat sidérant, qui bouleverse toutes les théories sur les antioxydants. Songeons que le stress oxydatif est constamment considéré comme étant à l'origine d'un grand nombre de maladies, qu'elles soient cardio-vasculaires ou neurodégénératives ! D'une manière générale, l'oxydation est présentée comme l'un des principaux responsables du vieillissement. L'énigme du rat-taupe anéantit ce précepte : non seulement le rongeur recordman défie les lois de la vieillesse programmée, mais il donne, tout comme son alliée, la chauve-souris brune, une claque à la théorie du stress oxydatif lié à l'âge. Or ces espèces-là vivent très longtemps, avec, justement, un niveau d'oxydation élevé dès la naissance, sans pour autant développer de maladies, et sans présenter le moindre signe de sénescence. On comprend aisément, par le biais de ce constat, pourquoi les antioxydants en comprimés montrent de si faibles résultats. Et ce alors que l'on concentrait d'immenses espoirs sur ces molécules censées former un bouclier contre le vieillissement et la plupart des maladies… sans résultats probants à la clé.

De nombreuses études le prouvent : la consommation à hautes doses, et à longueur d'année, de cocktails d'antioxydants (sous forme de comprimés) ne parvient pas à freiner les phénomènes de vieillissement. L'organisme du rat-taupe nu tendrait même à prouver que l'oxydation n'a aucun effet sur ce point. Très oxydé dès sa naissance, l'organisme du rongeur ne cesse de s'oxyder davantage au cours de sa vie.

Les dernières recherches sont sans ambiguïté à ce sujet : comparés à ceux de la souris, les taux d'oxydation – déterminés par des études biologiques précises, telles que les taux de péroxydation, dommages de l'ADN, carbonylation des protéines… – sont particulièrement élevés chez le rat-taupe nu, et ce dès les premières années de sa vie. Mais sa santé, elle, ne s'en trouve pas perturbée. À son bilan, nulle maladie, nul phénomène de dégénérescence.

De quoi tordre définitivement le cou à la théorie, largement acceptée jusqu'à présent, selon laquelle le vieillissement serait le résultat des dommages provoqués par cette oxydation.

Mais la clé de cette bonne santé inaltérable n'est pas pour autant trouvée. D'où vient son incroyable robustesse ? Par quel mécanisme le petit animal échappe-t-il à ce qui est normalement inéluctable ? Comment parvient-il à signer un parcours de vie équivalent à 600 ans chez l'homme ? Et ce, en parfaite santé ?

Deux constats étonnent les chercheurs. Le premier réside dans l'incroyable stabilité, dans le temps, des protéines du rat-taupe nu. Le second, c'est précisément ce maintien de leur intégrité en dépit de ce taux d'oxydation record. Plusieurs équipes de chercheurs se sont penchées sur l'énigme de la résistance du rat-taupe nu aux différents cancers. Les premiers résultats nous éclairent sur l'intelligence des cellules de cet animal, qui disposent d'une faculté d'inhibition au contact des cellules cancéreuses. Traduction, en pratique : si quelques cellules malignes viennent à se former, les autres cellules saines bloquent automatiquement leur croissance, empêchant ainsi le développement des tumeurs.

S'agit-il là d'une simple ébauche de réflexion ? Toujours est-il qu'elle pourrait bien contenir les ferments d'une nouvelle piste à explorer. Car non seulement le rat-taupe nu ignore la douleur et la maladie, mais il se paie le luxe de signer cet exploit dans un environnement hostile. Existerait-il une théorie scientifique du rat-taupe nu ? Un système dans lequel l'animal ne cherche pas à combattre l'oxydation dont il est porteur – sans être victime –, mais plutôt à vivre en harmonie avec elle ?

Des questions d'autant plus cruciales que le rongeur est très proche du modèle humain, comme le prouvent les expérimentations systématiques menées sur la souris, quand il s'agit de tester sur son organisme les vertus et les désagréments de tout nouveau médicament destiné à l'homme. Ces animaux sont d'excellents exemples pour étudier l'impact de nouveaux médicaments afin de guérir les maladies humaines. La proximité du rat-taupe nu avec le rat et la souris de laboratoire est donc un atout pour la recherche. Cette notion est importante car de nombreuses recherches n'aboutissent jamais à cause de l'éloignement trop important des modèles d'organismes étudiés.

Ces amorces de raisonnement nous invitent sans doute à explorer les voies d'une philosophie scientifique d'une autre nature. Cette philosophie ne consisterait plus à préserver notre organisme sain, en l'isolant des agressions extérieures, notamment des oxydants. Au contraire, elle supposerait de laisser notre organisme au contact de ces agressions auxquelles, grâce à son immunité exceptionnelle, il serait devenu indifférent.

Chapitre 4

L'hydre immortelle

Dans la mythologie grecque, l'un des douze travaux d'Hercule commande à ce tout-puissant bienfaiteur de tuer l'hydre de Lerne. Gigantesque serpent d'eau, la créature possède sept têtes, dont l'une, immortelle, se régénère en doublant lorsqu'elle est tranchée. Même le sommeil n'est pas de nature à amoindrir les pouvoirs maléfiques du monstre marin : à peine endormi, il se met à souffler un poison mortel.

Réputé pour sa force invincible, Hercule n'est pas pour autant dépourvu d'ingéniosité. Il réussit à tuer l'animal, plantant dans son flanc quelques flèches qu'il avait pris soin d'imprégner du propre venin de l'hydre, préalablement recueilli. Puis il tranche et enterre la tête immortelle sous un énorme rocher. Sans doute impressionnés par le pouvoir étonnant de l'hydre, voici plusieurs milliers d'années, les Grecs font ainsi référence, à travers cette légende, à la régénération et à l'immortalité de ce drôle d'animal aquatique.

Nul rapport, à première vue, entre l'hydre que nous rencontrons aujourd'hui dans les plans d'eau douce et l'effroyable serpent de mer. L'hydre de nos bassins actuels ne dépasse pas le centimètre et demi ! Mais les effets sont trompeurs, car la minicréature partage un point commun avec son ancêtre gréco-romain : son incroyable capacité à se régénérer et à s'autoréparer.

À la conception, l'embryon humain est constitué de deux cellules souches, puis il en compte quatre, puis six, leur nombre maximal pouvant grimper jusqu'à seize. Ces cellules souches embryonnaires ont le pouvoir de muer, à leur guise, en différents types de tissus du corps humain : os, tube digestif, cœur, cerveau, poumons… Elles peuvent ainsi donner naissance à chaque type d'organe. Les recherches scientifiques montrent que l'hydre peut contenir, enfoui dans son organisme, un stock de cellules souches embryonnaires qu'elle conserve et réactive quand bon lui semble. À tout moment, elle s'avère capable, à partir de cette réserve de cellules, de lancer un programme de régénération ou de construction d'organe. L'hydre sait donc parfaitement comment s'autoréparer.

Les animaux parvenus à un stade plus avancé de leur développement, ainsi que l'être humain, ont perdu, au cours de l'évolution, cette étonnante capacité. Retrouver précisément, aujourd'hui, cet incroyable talent régénérateur de l'hydre repousserait toutes les frontières de la médecine humaine.

De nombreuses équipes travaillent sur ce challenge. L'une d'elles a mis récemment en évidence une protéine dite Nogo, rendue responsable de l'impossibilité, pour les fibres nerveuses, de repousser de façon anarchique. Au cours d'une lésion, en cas d'accident, cette protéine aurait ainsi pour action maléfique de bloquer la repousse des nerfs. Les chercheurs ont trouvé la parade, *via* la création d'anticorps capables de neutraliser l'action de cette protéine et de permettre ainsi la reconstruction des nerfs. Les premiers essais chez l'animal apportent un éclairage prometteur. Ils montrent qu'une réactivation nerveuse est aujourd'hui possible, après section d'un membre ou toute autre blessure. Un succès que l'on doit à la neutralisation de la protéine Nogo.

Cet exemple met en lumière les ressorts magiques de l'autoréparation, dont l'hydre détient le secret. Une piste plus que stimulante pour la médecine régénérative.

Chapitre 5

L'infinie robustesse des tardigrades

De quoi détruire à jamais le lien que nous tissons d'instinct, dans notre imaginaire, entre robustesse et gros gabarit : avec ses deux millimètres seulement, le tardigrade est l'un de ces tout petits êtres... hypercostauds !

Les micromensurations de l'animal n'ont pas empêché la nature créatrice de s'appliquer dans son ordonnancement morphologique : une tête, un système nerveux représentant 20 % des cellules, un corps protégé par une cuticule et huit pattes qui se terminent par des griffes. Rien d'autre pour mettre à l'abri le minuscule animal, qui sait vivre n'importe où, sous tous les climats, avec, pour lieu de prédilection, la mousse humide des pierres et toitures.

Mais cette accoutumance globale n'est rien, comparée à la résistance inouïe de l'animal. Les tardigrades résistent en effet aux conditions les plus extrêmes... si extrêmes, d'ailleurs, qu'elles sont introuvables sur terre. Exemple, le vide absolu, avec des températures de - 253° C jusqu'à + 151° C. Un grand écart de l'impossible sur un baromètre introuvable… mais auquel notre vaillant tardigrade survit sans problème ! Son suréquipement anatomique l'autorise, par ailleurs, à supporter des pressions supérieures à plus de trois cents fois la pression atmosphérique ; à ingurgiter ou à respirer des produits chimiques ou toxiques ; à soumettre sa carapace à des radiations onze cents fois supérieures aux doses mortelles d'un humain.

Et, quand ils sont en danger de mort imminente, les tardigrades trouvent une ultime parade : ils entrent rapidement en cryptobiose. La cryptobiose est un troisième état, entre la vie et la mort, durant lequel l'activité vitale devient presque indécelable pour s'abaisser à 0,01 % de la normale. Ce passage en cryptobiose suppose, pour eux, de se déshydrater et de remplacer un grand volume de l'eau contenue dans leur corps par une substance qu'ils synthétisent. Laquelle substance préserve l'intégrité de toutes leurs structures cellulaires. Dont les neurones. Un système de sauvegarde qui fait bien des envieux ! Mais, si l'efficacité du phénomène est désormais identifiée, la composition précise de cette substance reste à définir. On sait seulement qu'elle contient, entre autres, une forme de glycérol. Et, pour compléter encore leur savant dispositif de protection, les tardigrades s'entourent d'une petite boule de cire appelée tonnelet (en raison de sa ressemblance avec un petit tonneau). Ils peuvent rester dans cet état durant plusieurs centaines d'années !

Dès que les conditions redeviennent favorables, le tardigrade se réhydrate en s'alimentant en eau. Il ne lui faut alors que quelques heures, voire quelques minutes, pour reprendre le cours normal de son existence. Un réveil naturel, comme si les centaines d'années qui se sont écoulées entre sa plongée dans une demi-mort et sa subite renaissance n'avaient jamais existé.

De rares données nous éclairent sur les conditions qui permettent d'optimiser l'efficacité d'une cryptobiose protectrice : basse température, cire protectrice en couverture… Mais, hélas, il faut bien avouer que les recherches sur les tardigrades demeurent, à ce jour, très rudimentaires. Ce qui frappe les chercheurs, dans l'étude de cet organisme vivant, c'est sa résistance à des conditions extrêmes inconnues sur terre. Et certains scientifiques n'hésitent pas à émettre l'hypothèse selon laquelle les tardigrades seraient de petits extraterrestres projetés sur terre par des météorites.

Quoi qu'il en soit, venu ou non d'une autre planète, ce microanimal reste trop éloigné du modèle humain pour que les multiples recherches consacrées à sa phénoménale robustesse aient pu aboutir, pour l'heure, à un quelconque résultat transposable à l'homme. Mais, qui sait, un jour, on en tirera peut-être d'utiles enseignements…

CHAPITRE 6

Le mystère du sébaste à œil épineux

Le sébaste à œil épineux est une sorte de très gros rouget. Il peut mesurer jusqu'à 1 mètre de long et peser 1 kilo. On le rencontre dans les océans Atlantique et Pacifique. Plus précisément, le sébaste à œil épineux trouve son bonheur sur les côtes canadiennes, mais aussi au large du Japon et dans les eaux qui bordent l'archipel des îles Aléoutiennes, en prolongement de l'Alaska. Son nom scientifique (*Sebastes aleutianus*) vient du grec *sebastos* qui veut dire « superbe », et *aleutianus*, qui fait justement référence aux îles Aléoutiennes, où cette espèce fut signalée pour la première fois.

Le terme œil épineux évoque tout naturellement la série de petites épines plantées sur le bord inférieur des yeux. Ces poissons ont leurs habitudes parmi les excavations de roche des grottes sous-marines, à 200, voire 800 mètres de profondeur, dans des eaux comprises entre - 0,3° C et - 4,9° C. Ils se nourrissent de crevettes, de petits crabes et aussi de petits poissons.

La performance de ce gros poisson rouge ? Flirter avec une espérance de vie de 205 ans. Un record de vieillesse inégalé, à ce jour, chez ses congénères du même type. En pratique, un sébaste qui atteint aujourd'hui son âge fatidique a vu le jour en… 1805, ce qui en fait le témoin privilégié de toutes les conquêtes nautiques, des premiers bateaux à vapeur jusqu'aux actuels trimarans !

Il arrive cependant que le bicentenaire potentiel abrège son marathon par une mort prématurée, autour de 150 ans. Plusieurs équipes de chercheurs basées au Japon ou au Canada en profitent alors pour approfondir leurs études. Et toutes convergent vers un constat unanime : le sébaste à œil épineux jouit d'une longévité exceptionnelle. Une fois encore, l'organisme de ce juvénile vieillard ne comporte que peu d'altérations liées à l'âge. Il est fréquemment pêché sur les côtes canadiennes, et sa composition nutritionnelle est facile à contrôler, cela à différents stades de sa vie.

Bien qu'il soit toujours comestible, nous ne disposons pas, à ce jour, d'études permettant de déceler les particularités biologiques à l'origine d'une telle longévité. Il serait intéressant de savoir si, tout comme le rat-taupe nu, ces poissons sont à l'abri des cancers. Des recherches biologiques sont à venir. Aux chercheurs de tisser des liens, d'établir des paramètres avec les études réalisées sur d'autres animaux bénéficiant, eux aussi, d'une longévité exceptionnelle comparée aux individus de leur espèce.

Le retard enregistré sur les recherches menées sur ce poisson s'explique par le fait qu'il ne résiste pas au barotraumatisme, c'est-à-dire aux dommages liés au changement de pression. Dès qu'il s'approche de la surface, il meurt immédiatement, même si on a pris soin de le maintenir dans un aquarium rempli d'eau de mer à bonne température. Un point faible considérable pour la recherche expérimentale, contrainte de construire des bassins reproduisant les conditions d'une pression équivalant à celles de la pression sous-marine enregistrée à - 200 mètres.

Une étude réalisée à Los Angeles braque le projecteur sur la fertilité de ces surprenants poissons à un stade avancé de leur vie.

En pratique, chez les humains, plus la femme avance en âge, plus les risques de malformations congénitales au cours de la grossesse augmentent. C'est pour cette raison précise que les médecins recommandent la ponction amniotique au-delà de 40 ans, afin de s'assurer que le fœtus ne comporte pas d'anomalies notables. Et si tel est le cas, un avortement thérapeutique est alors proposé. D'autres techniques en cours d'expérimentation permettent de rechercher ces anomalies congénitales du fœtus par le biais d'une simple prise de sang.

Dans tous les cas, la fertilité féminine régresse avec l'âge. Ce phénomène se retrouve aussi chez l'homme, mais d'une façon moins marquée. Chez la femme, c'est la ménopause – elle survient en moyenne vers 50 ans –, qui entérine l'impossibilité de grossesse. Il s'agit là d'une ultime limite, les années précédentes étant marquées par une diminution importante de la fertilité.

Dans les sociétés où le contrôle des naissances n'est pas pratiqué, les données démographiques portant sur la première moitié du XXe siècle nous indiquent que les femmes mariées dépourvues de contraception ont leur dernier enfant vers 40 ans (en moyenne). Et cela même si ce seuil peut varier d'une personne à l'autre, bien entendu, mais dans des proportions toutefois minoritaires. Avoir un enfant au-delà de 40 ans suppose d'avoir triomphé de deux difficultés : réussir à tomber enceinte, ce qui implique un temps plus long que chez une trentenaire, et mener à bien cette grossesse sans fausse couche, un risque accru avec l'âge de la future maman.

Chez un jeune couple, le début d'une grossesse intervient en moyenne au bout de 4 mois. Dans le cas de parents plus âgés, ces délais augmentent de manière considérable. Une femme qui désire avoir un enfant à l'âge de 40 ans a 44 % de chances de réussir, contre 75 % dix ans plus tôt. Dans le cas des fécondations *in vitro*, on retrouve les mêmes courbes : plus l'âge de la mère est avancé, plus les chances de succès sont compromises. Au-delà de 45 ans, les probabilités de succès deviennent négligeables. Le stock d'ovocytes étant fixé une fois pour toutes dès la naissance, cette réserve n'aura de cesse de s'épuiser au cours de la vie, tout comme la qualité des futurs ovules, elle aussi amoindrie au fil du temps.

Rien de tel chez Mlle sébaste à œil épineux ! L'étude réalisée sur des poissons femelles âgées de 70, voire 80 ans nous éclaire sur les performances de ces championnes de la fécondité, avec, sous leurs écailles, une excellente activité ovarienne et une fécondité sans souci. Toutes les analyses sont bonnes chez les vieilles « poissonnes » enceintes : gamètes d'excellente qualité et, par conséquent, des œufs parfaits, dépourvus d'anomalies génétiques.

Le sébaste à œil épineux s'inscrit donc parmi les espèces dont la longévité ne semble pas atteindre, ou très peu, les capacités reproductives. Un constat qui nous pousse à nous interroger sur les liens possibles entre longévité et procréation. Et, pourquoi pas, puiser dans ce terreau de la vieillesse prolifique un axe de recherche inédit. Une fois encore, cet axe tournerait le dos à une hypothèse scientifique selon laquelle nous aurions d'autant plus de chances de vivre vieux que nos possibilités de procréation ne seraient pas prolongées.

Le sébaste à œil épineux prouve le contraire.

CHAPITRE 7

L'axolotl ou le pouvoir de régénérer toute sa vie

L'axolotl s'épanouit dans les eaux paisibles de certains lacs du Mexique. Cette salamandre tient son nom original de la mythologie azthèque, où, selon la légende, le dieu Xolotl prit la forme de cet amphibien pour échapper à la mort.

Ce batracien long de 15 à 45 centimètres présente plusieurs singularités. Mais le plus incroyable, c'est que, conçu pour passer sa vie à l'état larvaire, soit 15 années environ, il s'avère également capable de se reproduire dans cet état et, surtout, qu'il détient le pouvoir de régénérer ses organes tout au long de son existence. À la demande, au moindre accident de la vie, il s'autoreconstruit : pattes ou queue suite à l'attaque musclée d'un congénère ou d'un prédateur, mais aussi, plus incroyable encore, quelques parties de son cerveau endommagé, ou bien la si précieuse moelle épinière. Et, s'il n'a plus d'yeux, il s'en fabrique d'autres ! Rien ou presque n'échappe à ses talents de réparateur instinctif. Trois semaines lui suffisent pour reconstruire ce qui a été détruit. Sans la moindre séquelle.

Le phénomène n'a pas échappé à de nombreuses équipes scientifiques, éblouies par l'intelligence intuitive de cette chirurgie naturelle. Ainsi, lors de l'amputation d'un membre, les vaisseaux sanguins du membre en question se contractent immédiatement afin de stopper l'hémorragie. Dans les jours qui suivent, comme par magie, un petit renflement apparaît, simple esquisse d'une future patte bientôt modelée en lieu et place de l'ancienne mutilée ou arrachée.

Les études menées sur cette salamandre sont facilitées par les conditions d'élevage qu'elle supporte aisément. À condition, dans ce contexte, de garder un œil vigilant sur la qualité de l'eau absorbée par le batracien. Impossible, par exemple, pour cet as de la « self chirurgie », de supporter le chlore de l'eau du robinet, toxique pour lui, même en faibles quantités. Quant à la température de son bain, elle doit impérativement se situer autour de 18° C.

Secret bien gardé, jusqu'à présent, que cette régénération propre à faire fantasmer l'être humain. Peut-on imaginer une arme antivieillissement plus concrète que celle qui consiste à remplacer, sans dommages, par du neuf, tout ce qui est abîmé, voire détruit ? Les recherches en cours, lancées depuis plusieurs années, n'ont pas encore permis de faire toute la lumière sur les ressorts d'une telle prouesse.

Certes, notre corps sait désormais renouveler ses propres cellules. Mais il demeure incapable de passer à l'étape suivante, celle de la reconstruction complète d'un organe. Le corps humain, composé de 75 000 milliards de cellules, en remplace 300 milliards, soit près de

4 millions à la seconde. Quand une cellule a fini son cycle de vie, une autre se substitue à elle.

À chaque tissu de l'organisme son propre calendrier. Les globules rouges vivent 120 jours, les cellules de la peau, 15. Les cellules présentes à la surface de l'estomac n'excèdent pas 5 jours. Leur longévité atteint 10 ans sur le squelette, 15 ans dans les poumons. Les neurones, quant à eux, se renouvellent très peu.

Ce renouveau s'opère dans tous les organes, y compris le cœur, dont 1 % des cellules est remplacé chaque année. Mais attention : les nouvelles venues incluent dans leur ADN le niveau de vieillissement de la personne. Autrement dit, les cellules nouvelles qui remplacent les anciennes intègrent cette usure du temps liée à l'âge. En aucun cas elles ne bénéficient de la performance de cellules jeunes. Autrement dit, si l'une des cellules usées d'une personne de 70 ans est renouvelée, la nouvelle cellule correspondra, par son matériel génétique, à celle d'une personne de 70 ans. Un peu comme si nous ne disposions, dans notre réserve, que de vieilles pièces détachées de rechange. Le défi en la matière, dans les années à venir, c'est précisément de découvrir les moyens de substituer des cellules jeunes en lieu et place de nos cellules anciennes.

Une direction de recherche sur les cellules souches tente aujourd'hui de trouver des solutions permettant de régénérer les organes défaillants. Mais de nombreuses étapes nous séparent encore de l'objectif à atteindre : écarter tout risque de cancers secondaires liés à l'emploi de ces fameuses cellules souches.

Il n'empêche. La démonstration flagrante faite par certains animaux d'une possible victoire sur les lois *a priori* inéluctables de la maladie et du vieillissement, doit inciter l'homme à persévérer. Chaque jour un peu plus, nous nous approchons de solutions qui, demain, changeront radicalement nos repères liés à la qualité de vie, et à sa durée.

Et, sur cette voie, le phénomène de régénération est fondamental. Savoir ressourcer son mental pour ne pas tourner en rond, tenter de nouvelles expériences, tester d'autres voyages, expérimenter de nouvelles sensations, afin de développer certains pans de notre cerveau qui menacent de s'endormir ou de s'atrophier, pratiquer un sport pour réactiver ses muscles tout au long de sa vie : en un mot, se ressourcer indéfiniment. C'est sans doute là le tout premier message que nous envoie l'axolotl.

Chapitre 8

La moule perlière d'eau douce

Elle est connue pour sa longévité hors du commun. Centenaire quand elle est d'origine française, elle atteint couramment les 140 ans si elle appartient à une espèce identifiée en Scandinavie, et peut, dans tous les cas, fêter ses 150 printemps, son record personnel de longévité. Créatrice de jolies perles de nacre prisées dès l'époque romaine, la moule perlière d'eau douce peut élire domicile tant en Amérique du Nord qu'en Europe, du Nord au Sud.

Ce mollusque trouve son bonheur dans les cours d'eau rapides, où il aime s'enfouir dans le sédiment. Sa reproduction surprend les observateurs. Éjectées par la femelle, les larves vont se fixer sous les branchies de saumons ou de truites, où elles continuent de se développer dix mois durant.

Victime de la toxicité de notre environnement, cette moule à la longévité exceptionnelle est aujourd'hui en voie d'extinction. Les chiffres relevés en France et en Allemagne sont sans appel : le nombre de moules perlières enregistre une chute de 95 %, en seulement un demi-siècle ! Ce plongeon vertigineux s'explique par le fonctionnement physiologique de cette moule, qui se nourrit de particules organiques et, pour cela, filtre de gigantesques quantités d'eau, vingt-quatre heures sur vingt-quatre.

La montée en puissance, depuis 50 ans, des pollutions industrielles et des pesticides déversés dans les rivières suffit à expliquer le désastre écologique subi par ces mollusques. Véritables filtres permanents, ils absorbent *non-stop* les produits toxiques contenus dans l'eau impure, tels les déchets accumulés au fond d'une passoire. À la longue, l'organisme de la moule va « bioaccumuler » toutes ces substances nocives, jusqu'à entraîner sa mort prématurée. Et, comme les organes de reproduction sont touchés, l'extinction de l'espèce est en marche.

L'influence directe des nitrates sur la non-survie de ce mollusque, si résistant, par ailleurs, à l'usure du temps, nous apporte un éclairage des plus intéressants. Les experts chargés de vérifier la qualité des cours d'eau fixent le taux de nitrate de l'eau du robinet à 50 milligrammes par litre, ce qui témoigne alors de son bon état écologique. Mais cette eau du robinet ne devient potable qu'en abaissant ce niveau à seulement 25 milligrammes par litre.

La malheureuse moule perlière, elle, ne peut se reproduire que dans une eau dont la concentration de nitrates ne dépasse pas 1,6 milligramme par litre ! Et les propriétés génétiques exceptionnelles dont elle dispose ne suffisent pas à la protéger des agressions du milieu extérieur.

Peut-on établir un parallèle entre cet exemple et le cas de l'être humain ? Oui, sans hésiter. Car, de son côté, l'homme dispose, lui aussi, de deux filtres capables d'éliminer ces types de déchets : le foie et les reins. Mais les talents expulseurs de ces deux organes ont des limites, et, si les toxiques sont en excès, ils ne sont plus éliminés. Leur accumulation entraîne alors des troubles de la reproduction et favorise l'apparition de certains cancers.

Un modèle parfait, s'il en est, pour comprendre l'impact du mode de vie et de l'environnement sur les données génétiques à la naissance. Il suffit, pour s'en convaincre, de mesurer l'espérance de vie de vrais jumeaux menant une existence très différente. Si, par exemple, l'un fume deux paquets de cigarettes par jour pendant 30 ans et non l'autre, l'espérance de vie ne sera pas du tout la même pour ces deux hommes. Le grand fumeur aura, de toute évidence, un risque accru de mourir prématurément d'un cancer du poumon ou d'une maladie cardio-vasculaire, quand, à l'opposé, son frère pourra bénéficier d'une trajectoire plus longue, dopée par une bonne hygiène de vie. À méditer !

Chapitre 9

… Et la tortue Harriet fêta ses 175 ans

Le 15 novembre 2005, Harriet célébra son dernier anniversaire, à l'Australia zoo, où elle coulait des jours paisibles depuis 1988. Sept mois plus tard, le 23 juin 2006, elle s'éteignit brusquement, terrassée par une crise cardiaque. La vénérable tortue avait 175 ans. Soucieux d'arracher à la défunte les derniers secrets abrités sous sa volumineuse carcasse, les experts conclurent à une mort… prématurée ! Selon leurs estimations, l'animal aurait en effet pu vivre deux siècles.

Née en 1830 sur l'archipel des Galapagos, Harriet n'était pas la doyenne des tortues identifiées. Une aînée, la plus ancienne recensée à notre connaissance, porte un nom d'origine malgache : Tu'i Malila. Elle vivait non loin de Madagascar, et rendit son dernier soupir en 1965, au bout d'un formidable parcours de 188 ans ! De quoi en oublier le patronyme de son célèbre propriétaire, l'explorateur britannique James Cook, qui offrit l'animal en cadeau à la famille royale des îles Tonga.

Le Feng Shui, véritable art de vivre d'origine chinoise, considère la tortue comme un symbole de longévité et de protection. Elle est l'un des quatre animaux célestes aux côtés du dragon, du tigre et du phénix. Mais toutes les tortues ne sont pas centenaires, loin de là ! Pire, parmi les espèces recensées – plus de 300 à ce jour –, près de la moitié est menacée d'extinction. Rappelons que, dans de nombreux pays, la tortue reste un produit alimentaire. Et son déplacement calamiteux ne lui permet guère de fuir les chasseurs… Même sa carapace ne joue pas toujours le rôle de bouclier protecteur. Dans certains cas, elle se transforme carrément en handicap : si d'aventure elle se retourne sur le dos, la tortue risque de mourir d'étouffement, ses deux poumons criblés de replis étant logés sous la dossière. Ses mensurations varient d'une espèce à l'autre. Les tortues géantes des Seychelles ou des Galapagos mesurent parfois 1,30 mètre et peuvent peser jusqu'à 300 kilos. Certaines se distinguent par leur morphologie fantasmagorique, comme ces quelques rarissimes tortues à deux têtes, dont l'une a vu le jour en 1977 au Muséum d'histoire naturelle de Genève.

Mais revenons à la longévité qui accompagne ce drôle de reptile, dont on est tenté de croire, en le regardant vivre, qu'il doit son long parcours aux faibles efforts qu'il produit au cours de sa longue vie.

En matière de reproduction, les comportements divergent selon qu'il s'agit d'un mâle ou d'une femelle. Les différences entre les tortues mâles et les tortues femelles ne sont pas très bien marquées.

Seuls les mâles font preuve d'un peu d'enthousiasme lors de la reproduction. Ainsi chez les tortues aquatiques. Judicieusement pourvus de griffes, propices à un arrimage optimal lors des accouplements, les mâles, excités par la proximité des femelles, se déplacent rapidement. Un comportement atypique, pour ne pas dire un exploit ! Mais leurs promises, elles, restent indifférentes aux sons particuliers que les mâles émettent, de très loin, pour signaler leur approche. Elles poursuivent leur route, leurs repas, comme s'ils n'existaient pas. D'une manière générale, hormis ces rares moments d'agitation peu intense, les tortues passent la moitié de leur temps immobiles, figées dans une attitude proche du sommeil.

Les spermatozoïdes des tortues sont comme elles : lents. En 2002, le professeur Gist de l'Université du Cincinnati a analysé le sperme des tortues et établi ce premier constat d'une mobilité basse des spermatozoïdes. Eux aussi se déplacent très lentement. Est-ce là un critère propre à favoriser un vieillissement tout en lenteur ?

De nombreuses équipes de recherche tentent de comprendre les raisons de l'étonnante longévité chez certaines tortues. En Floride, des scientifiques ont mis en évidence le lien qui existe entre la capacité de leur cerveau à résister au manque d'oxygène et les mécanismes qui freinent son vieillissement. Selon eux, le cerveau de la tortue est protégé de l'anoxie – qui est une diminution de la quantité d'oxygène dans les tissus – par sa capacité de réoxygénation efficace. Ce processus contribue ainsi à la longévité de l'animal, et fait barrage aux maladies neurodégénératives. Il a été établi que les fonctions qui protègent les chaînes de réactions chimiques chez cet animal sont robustes. En cas d'anoxie, les phénomènes de toxicité liés à l'excitation des neurotransmetteurs sont évités grâce à l'augmentation en nombre des récepteurs dits gaba, présents dans le cerveau.

La tortue bénéficie ainsi de mécanismes de protection, et tout spécialement à l'encontre de la formation de ROS et des dégâts qu'ils provoquent. Les ROS sont des molécules chimiques contenant de l'oxygène qui, par leur structure, provoquent des phénomènes d'oxydation et accélèrent le vieillissement en créant des dommages cellulaires. Les radiations ionisantes, le stress oxydatif, augmentent ces ROS. En cas de manque d'oxygène, chez la tortue, ces mécanismes s'activent. La tortue disposerait donc de fonctions biologiques lui permettant de résister au manque d'oxygène et de limiter les effets négatifs de l'oxygène lui-même.

Comprendre ces fonctions dans leurs rouages les plus subtils permettra de chercher des applications qui pourraient s'avérer utiles pour l'homme. Et si, comme le pensent les Maliens, la tortue devait sa sagesse et sa longévité au fait de porter sa maison sur son dos ? Si cet abri permanent la rendait plus sereine ?

CHAPITRE 10

La chauve-souris brune, un bouclier de résistance au stress oxydatif

Parmi ses dizaines d'espèces existantes, seule la chauve-souris dite brune bénéficie d'une longévité exceptionnelle. Le record dans cette discipline est détenu par une vaillante canadienne. Le petit rongeur bagué a passé 35 ans dans une mine de l'est de l'Ontario. Un vrai triomphe pour cette noctule, qui meurt en général autour de 30 ans.

Les chauves-souris ont un mode de vie particulier. Elles aiment se reposer la tête en bas, suspendues par les pattes arrière. En vol, leurs grandes ailes membraneuses donnent soudain une ampleur impressionnante à leur gabarit, si fluet lorsqu'elles sont au repos. Leur poids tourne autour de 8 grammes en moyenne, pour une envergure d'environ 20 centimètres. Ce petit mammifère vit la nuit et dort pendant la journée. Et, si les conditions climatiques deviennent défavorables, il est capable de migrer afin d'en chercher de meilleures. Les Canadiens ont noté qu'il n'hésite pas à parcourir des centaines de kilomètres pour expérimenter d'autres lieux de séjour.

L'exceptionnelle longévité de la chauve-souris suscite d'autant plus de questions qu'elle est sujette à de nombreuses infections, dont certaines peuvent s'avérer mortelles pour l'homme. La rage, en premier lieu, que le petit animal contracte et peut transmettre par morsure. En Afrique, on soupçonne ces chiroptères de jouer le rôle de réservoirs du redoutable virus Ebola. Une vulnérabilité aux infections jugée paradoxale, compte tenu de leur longue ligne de vie.

Mais les chauves-souris ne sont-elles pas les reines du paradoxe ? Ainsi de ce niveau métabolique élevé qui les caractérise et dont elles se contentent parfaitement, alors qu'il s'agit là d'un critère défavorable en matière de longévité. C'est un peu comme si une voiture dont le moteur tourne trop vite, trop fort, gardait un usage parfait, malgré ce handicap. Pire : le moteur plus sollicité qu'un moteur normal résisterait mieux que d'autres à l'usure du temps !

L'une des pistes évoquées pour tenter de percer le secret, c'est l'hibernation de l'animal. En vivant ainsi au ralenti, la chauve-souris agit comme si elle s'économisait pour durer plus longtemps. La petite dormeuse a coutume d'hiberner sous terre, dans des caves ou à l'abri de souterrains désaffectés, ceux des anciennes mines, par exemple. Le dénominateur scientifique commun à tous ces lieux d'hibernation : une température basse stable et une humidité élevée. Cette période de vie au ralenti se traduit par une restriction calorique importante, facteur de longévité bien connu chez l'animal.

Hormis ce repos programmé de trois mois, l'alimentation de la chauve-souris apparaît plutôt singulière.

Insectivore pour les deux tiers de sa nutrition, elle capte en plein vol des multitudes de guêpes et de coléoptères. Ainsi absorbe-t-elle en une nuit entre 50 % et 100 % de son poids corporel. À l'échelle humaine, cette voracité se traduirait, chez un homme de 80 kilos, par une consommation quotidienne de 40 à 80 kilos de nourriture ! Quelques études scientifiques nous éclairent sur les origines et les mécanismes de cette longévité surprenante. Une équipe américaine note une excellente stabilité des protéines de l'animal et évoque la faculté pour lui de réparer son ADN en cas de dommage. Autre constat, une qualité excellente du sperme des chauves-souris qui se maintient pendant toute la durée de l'hibernation.

Mais revenons, pour clore ce chapitre, aux paradoxes de la chauve-souris brune, qui concentre sur sa fine silhouette de nombreux critères d'ordinaire assimilés à une durée de vie courte. Leur poids faible, en premier lieu, synonyme, chez la plupart des animaux de ce type, d'une espérance de vie de quelques années seulement. Celle d'une souris, nous l'avons vu, n'excède pas 3 ans. Les taux d'oxydation élevés, ensuite, d'ordinaire traités en responsables du vieillissement. Selon les théories classiques relatives à l'oxydation des cellules, l'altération biologique correspondrait à l'accumulation progressive des dommages cellulaires, eux-mêmes provoqués par la montée en puissance des produits de dégradation. Or la chauve-souris partage ce point commun avec le rat-taupe nu : tous deux sont capables de vivre longtemps dans un environnement biologique néfaste, oxydé.

Le professeur Salmon à San Antonio a établi la corrélation, chez deux espèces de chauves-souris, entre longévité et résistance à l'oxydation des protéines. Selon la même étude, cette espérance de vie inespérée serait également reliée à l'amélioration de l'homéostasie – c'est-à-dire au maintien des données physiologiques – des protéines, plus robustes, alors, pour lutter contre les différentes agressions. D'où la résistance indiscutable de la chauve-souris au stress oxydatif. Une piste à prendre en compte, pour nous ?

DEUXIÈME PARTIE

S'arrêter de vieillir ?
La méthode

« Révolution : c'est retourner le sablier. »

Jean Dubuffet

Toutes ces histoires animalières montrent combien le champ de découverte et d'expérimentation sur la longévité est grand et pourra nous apporter des progrès. Pour autant, d'histoires très humaines, il est possible de tirer des leçons et enseignements édifiants aussi.

Ainsi, bien qu'on puisse la croire imprimée sur les pages jaunies d'un conte fantastique, une incroyable histoire vraie a vu le jour à notre époque, aux États-Unis. Ce « cas », unique au monde, s'appelle Brooke. À 1 an, cette petite fille s'est arrêtée de vieillir. Histoire fascinante, dont les ressorts scientifiques concrétisent l'espoir d'enrayer le vieillissement inéluctable de tout être humain. Histoire effrayante aussi, qui nous invite à apprivoiser la fuite du temps, en étirant celui durant lequel nous restons en bonne santé.

Car les secrets de la jeunesse prolongée ne se situent pas toujours au fond des éprouvettes. Être heureux, dormir, aimer, dans toutes les subtilités du terme, adopter une hygiène antiâge, soigner sa forme et son alimentation : voilà les clés pour – bien – vivre plus longtemps.

Chapitre 11

L'histoire de la petite fille qui s'est arrêtée de vieillir

On dit souvent que la réalité dépasse la fiction. L'histoire de Brooke Greenberg[1] a toutes les apparences d'une histoire inventée. Et, pourtant, elle est vraie. Imaginez une jeune fille qui, à 18 ans, garde l'apparence d'un bébé de 1 an. Une sorte d'arrêt sur image qui, tel un DVD bloqué sur pause, stoppe sans prévenir la trajectoire normale de la croissance.

Brusquement, à l'âge de 1 an, Brooke Greenberg s'arrête de vieillir. Clap de fin, ferme et définitif : physiologiquement, la petite fille atteindra 1 an. Jamais plus. Comme si toutes les horloges biologiques s'étaient immobilisées à la même seconde. Pour la première fois sur terre, un être humain a réussi l'incroyable : stopper son processus de vieillissement.

1. Une petite fille américaine née le 8 janvier 1993 à Reistertown dans le Maryland.

Malgré son visage et son comportement de petit enfant, elle a aujourd'hui 18 ans. Brooke Greenberg est une énigme scientifique dont les ratios sidèrent le corps médical : 7,5 kilos pour 76 centimètres, 12 mois d'âge mental, et une marche à quatre pattes. Les premiers mois de sa vie sont cauchemardesques, tant le bébé qui ne grandit plus cumule les complications médicales : sept ulcères gastriques, crises d'épilepsies…

À l'âge de 5 ans, les médecins identifient chez elle une tumeur cérébrale qui guérira d'elle-même. Par la suite, des traitements par l'hormone de croissance lui sont administrés. Sans effet. Une équipe de scientifiques américains, dirigée par le professeur Richard Walker, se lance alors sur la piste de la génétique pour interpréter ce phénomène unique au monde.

Les recherches, réalisées en séquençant son génome, aboutissent à une première explication selon laquelle un certain nombre de gènes feraient défaut chez la petite fille, et tout spécialement ceux qui programment le vieillissement. Une comparaison entre le génome de Brooke et le génome normal met en évidence les anomalies à l'origine de cette évolution stoppée net.

Ces travaux sont en phase avec d'autres travaux scientifiques menés en parallèle sur la souris. Conclusion : une simple modification opérée sur certains gènes du rongeur peut considérablement augmenter sa durée de vie. Mais l'hypothétique gène qui bloque le vieillissement n'a pas été trouvé pour autant. Et ce défi-là s'inscrit sur une route longue et incertaine.

Le cas de Brooke Greenberg ouvre néanmoins l'espoir de réaliser d'immenses progrès sur la dynamique du vieillissement. C'est le message que nous adresse sans le savoir cette petite fille qui s'est arrêtée de vieillir. Nous sommes évidemment encore très loin de découvrir son secret et encore plus loin de disposer d'applications pour l'homme. Cette enfant montre cependant une trajectoire possible pour les chercheurs, laquelle trouvera peut-être sa clé à la fin de ce siècle.

Ainsi la petite fille qui s'est arrêtée de vieillir aura-t-elle contribué, par son destin cruel, à ébaucher la possibilité d'un nouvel axe de recherche. Avec l'espoir que les recherches pourront aboutir sur des applications nouvelles et décisives à la fin de ce siècle.

D'ici là, il apparaît urgent, dans l'attente d'une telle révolution, d'exploiter à fond les moyens dont nous disposons pour augmenter de manière significative l'espérance de vie en bonne santé. Des outils existent, et les voici : à nous de les utiliser à bon escient.

CHAPITRE 12

Le bonheur au cœur de la prévention du vieillissement

Pour vivre vieux, vivons heureux. Toutes les études qui combinent bonheur et espérance de vie aboutissent à cette conclusion. Voltaire écrivait : « J'ai décidé d'être heureux parce que c'est bon pour la santé. » Il avait raison. Mais sa doctrine n'est pas si simple à mettre en œuvre. Car le bonheur est une affaire personnelle. À chacun sa propre définition, sa propre histoire. Ce qui rend les uns heureux plonge parfois les autres dans le malheur ou l'indifférence. Certains ne jurent que par le succès matériel, quand d'autres ancrent leur joie de vivre dans la réussite familiale, spirituelle, artistique... Il existe non pas un bonheur, mais des bonheurs.

Et pourtant, sur le terrain scientifique, le bonheur peut se mesurer. À tel point que son impact irradie, comme nous le découvrirons plus loin, jusque dans nos cellules. Certaines interactions existent. Vivre sa vie en harmonie avec ses propres rêves, que l'on s'attache à réaliser au travers d'actes concrets, mener une vie qui correspond à son être profond, voilà qui favorise le bonheur.

Les optimistes font de vieux os

Sachez-le : le bien-être dope le bonheur.

Une étude réalisée aux Pays-Bas met en lumière ce constat scientifique : les optimistes vivent plus vieux que les pessimistes. L'étude porte sur 941 personnes âgées de 65 à 85 ans, suivies pendant 9 ans. Au cours de l'expérience, 397 d'entre elles sont décédées. Des questionnaires initiaux et remplis par toutes se fondent sur le fameux principe de la bouteille à moitié pleine ou à moitié vide, chaque question visant à déterminer le niveau d'optimisme des personnes interrogées. Eh bien, les résultats sont sans ambiguïté : le risque de mourir est deux fois moins élevé chez les optimistes que chez les pessimistes. Notons que la cause de mortalité, dans ce groupe, est d'origine cardio-vasculaire. Par ailleurs, les scientifiques relèvent que le groupe des optimistes comporte plus d'hommes que de femmes.

Régénérer en dormant

Le sommeil permet de régénérer l'organisme. Il contribue à lutter contre l'usure et le vieillissement. Le professeur Danan Gu, chercheur à l'Université de Portland (Gregon, USA), a récemment dirigé une étude portant sur 2 800 centenaires. Les résultats ne laissent aucun doute sur l'impact positif du sommeil sur leur longévité : 65 % de ces centenaires bénéficient d'une excellente qualité de sommeil. Ils dorment en moyenne sept heures et demi, siestes incluses. 70 % des interrogés disent avoir des nuits parfaites, surtout les hommes, qui présentent une meilleure qualité de sommeil que les femmes.

Ce lien puissant entre sommeil et santé se retrouve chez l'animal. Une équipe de chercheurs aux États-Unis a prouvé que la privation totale de sommeil chez le rat provoque sa mort. Chez l'homme, c'est un Anglais de 42 ans, Tony Wright, qui détient actuellement le record mondial de privation de sommeil. Sous la surveillance des caméras, il a réussi à tenir 264 heures ! Exploit nocif pour la santé, que je ne recommande absolument pas.

D'ailleurs, il suffit d'observer les sujets qui ne dorment pas assez pour constater leur méforme. Fatigués, un peu confus, ils ressentent des difficultés à se concentrer, ont tendance à prendre du poids et sont plus fréquemment exposés au diabète. Leur système immunitaire amoindri les défend moins bien contre les infections et les maladies. Quant à l'hypertension artérielle et au stress, ils sont, eux aussi, aggravés par le manque de sommeil. Dormir trop peu induit des comportements plus anxieux. Et ce n'est pas une consommation excessive de café qui arrange les choses, bien au contraire. Sur ce terrain du déficit de sommeil, la vérité est, pour une fois, conforme aux apparences : une nuit trop courte se lit sur un visage fatigué, et cette fatigue, visible à l'œil nu, correspond à l'état et à l'usure de l'organisme.

Le corps a besoin de se régénérer quotidiennement, et le sommeil fait partie des éléments essentiels pour prévenir le vieillissement. Le cas de figure idéal repose, dans la mesure du possible, sur des nuits complètes. Les obtenir demande un peu d'organisation. Apprendre à se coucher à une heure raisonnable, en évitant de s'endormir devant la télévision. Trouver des combines pour se lever plus tard : préparer à l'avance la table du petit déjeuner, prendre sa douche le soir plutôt qu'au réveil.

Si l'on éprouve des difficultés à s'endormir, il convient de les contrer par la mise en place d'éléments favorables à un apaisement bienfaiteur : repas du soir légers, afin d'éviter une digestion fastidieuse et des réveils fréquents ; préférence donnée aux sucres lents apportés par le pain, les pâtes ou le riz. À l'inverse, il est préférable d'écarter de son dîner certains aliments comme la viande, par exemple, dont les protéines ont tendance à augmenter la température corporelle au moment de la digestion, ce qui ne favorise pas l'endormissement. En ce qui concerne la prise de boissons telles que café ou thé le soir, il s'agit là d'une affaire personnelle. Certains le paient d'une nuit blanche, quand d'autres ne ressentent aucun effet.

L'activité physique améliore nettement la qualité du sommeil. Les sujets qui ont tendance à somnoler le jour après une mauvaise nuit ont tout intérêt à remplacer la sieste par trente minutes d'exercice physique, afin de remettre à l'heure les horloges de l'organisme. Faire des mouvements abaisse l'anxiété, lutte contre les états dépressifs. Autant de points positifs qui favoriseront l'endormissement à l'heure du marchand de sable.

Mais attention ! Pleinement recommandée, cette activité physique ne peut être pratiquée à toute heure de la journée. Pour s'endormir, le corps réclame une température plutôt déclinante, alors que l'activité sportive a précisément tendance à la faire monter. Ainsi est-il préférable de faire sa gym au moins six heures avant le coucher.

Dans la journée, la température du corps se situe entre 37 et 37,5 °C, avec une minimale de 36 à 36,5 °C vers 5 heures du matin. La température idéale de la chambre à coucher doit se situer autour de 18 °C. Prendre un bain trop chaud avant de dormir peut perturber le sommeil. Tout comme l'activité intellectuelle, dont la performance est à corréler avec une nuit réparatrice. Bien dormir suppose, en amont, de se ménager une période de détente – idéalement, une heure – avant d'éteindre la lumière.

D'autres travaux scientifiques, comme ceux du Dr Ester Donga (Leiden, Pays-Bas), mettent en évidence les risques de diabète et d'obésité liés à une perturbation significative de l'insuline chez les sujets qui doivent se contenter d'une nuit de quatre heures à peine, contre huit heures d'une nuit normale. Toutes les études menées sur le sujet concluent à l'effet bénéfique de la bonne qualité du sommeil sur la longévité en bonne santé.

Dans le cas inverse, l'impact du manque de sommeil sur de nombreuses pathologies – maladies cardiovasculaires, mais aussi cancers – est tout aussi avéré. En général, avec l'âge, il perd de sa qualité, contribuant ainsi à augmenter les facteurs de risques. Il a été signalé que les personnes ayant souffert de troubles du sommeil dans leur enfance multiplient par quatre ces mêmes désordres au stade de la maturité.

Les chercheurs ont planché sur les différentes phases qui se succèdent au cours d'une nuit classique. Très importante, en premier lieu : la phase d'initiation. C'est au cours de ce sommeil profond que l'organisme restaure ses défenses immunitaires, indispensables pour éliminer les infections et les cellules cancéreuses. La phase dite « paradoxale », celle qui correspond aux périodes de rêves, durant laquelle se produisent des mouvements oculaires rapides, se répète plusieurs fois par nuit. Elle agit sur notre mémoire et notre bien-être émotionnel.

Notons que cette qualité du « bien dormir » n'enregistre pas le même score d'un pays à l'autre. Selon une enquête récente, 32,4 % des Belges sont en souffrance, contre 10,4 % des Autrichiens. Les Japonais ne sont que 12 % à s'accorder une petite sieste, mais 42 % des Brésiliens y ont recours. Quant à la somnolence au cours de la journée, elle est évoquée par 20 % des Sud-Africains interrogés, contre 5 % des Allemands.

J'insiste sur ce point : la qualité du sommeil dépend de nombreux facteurs, sur lesquels nous pouvons agir. Une chambre bien aérée, pas trop chauffée, dans un environnement paisible et silencieux : autant de « plus » pour bien dormir. De même l'exposition, pendant la journée, à une quantité de lumière satisfaisante contribue-t-elle à restaurer de bonnes phases de repos nocturne. Les études le prouvent : se mettre au soleil la journée ou sous l'éclairage vif de la lumière artificielle favorise la lutte contre l'insomnie. La solitude, en revanche, ne fait pas partie de l'arsenal du parfait dormeur. Dormir à deux n'est donc pas un handicap. Au contraire, il s'agit d'un élément favorable.

Les femmes sembleraient plus sensibles au bruit que les hommes, le silence ayant une influence positive certaine. En cas d'environnement hostile, l'unique solution consiste à se visser des bouchons dans les oreilles ! Par ailleurs, il est fortement déconseillé de traîner au lit durant la journée, ou de travailler en position allongée : la nuit qui s'ensuit ne tirera aucun bénéfice de cette atonie diurne, bien au contraire. Quant aux somnifères, leur utilisation peut permettre, sur prescription médicale, de réinitialiser le sommeil, mais uniquement sur de courtes périodes. Néfaste si elle se prolonge, leur consommation comporte le risque d'effets secondaires : problèmes de mémoire et de réactivité, risques de chute pendant la journée.

La durée idéale de sommeil tourne autour de sept à huit heures par nuit, écourtée par le temps d'endormissement : une demi-heure, voire une heure ou plus pour certains. Rien d'anormal à ne pas s'effondrer d'un coup. Notre cerveau, lui aussi, prend son temps. Une partie du cerveau, le thalamus (région de la mémoire et des émotions), diminue son activité, puis entre en phase de sommeil, et ce avant que le cortex cérébral (région périphérique) ne s'endorme à son tour, mais plus tard. La mise en veille du thalamus provoque des hallucinations oniriques, ainsi qu'une surestimation du temps d'endormissement, et ce en raison de l'éveil relatif du cortex. En pratique, on commence à bénéficier des effets positifs du sommeil beaucoup plus vite que l'on pense, du fait d'une déformation de l'espace-temps, plus long en apparence qu'il ne l'est en réalité. Une notion importante, qui remet en cause cette fatigue du jour associée à la sensation d'avoir eu une nuit trop courte, alors qu'il n'en est rien. L'erreur agit tel un effet placebo inversé : le sujet va se traîner toute la journée, attribuant sa somnolence au fait qu'il n'a pas eu son compte de sommeil, alors qu'en fait tout va bien.

Les réveils répétés au cours de la nuit ne représentent pas quelque chose d'anormal, et leur fréquence augmente avec l'âge. Ils représentent en moyenne 10 % de la nuit, soit quarante-deux minutes pour sept heures. La mémorisation de ces réveils nocturnes varie beaucoup d'une personne à l'autre. Mais, compte tenu de ces pourcentages, je recommande de dormir huit heures par nuit. En effet, si l'on tient compte de toutes ces données, un adulte qui est censé dormir sept heures d'affilée dort en réalité… cinq heures quarante-cinq en moyenne, déduction faite des trente-cinq minutes nécessaires à son endormissement, et des quarante-deux petits réveils physiologiques successifs. Signalons par ailleurs que les premières heures de la nuit sont les plus récupératrices, s'agissant là d'une phase de sommeil lent et profond. De quoi nous laisser imaginer, à tort, que les heures avant minuit comptent double. En fait, ce n'est pas une question d'horaire : la phase de sommeil profond commence aux premières heures de la nuit, dès le début de celle-ci.

Et pourtant, en dépit de toutes ces données scientifiques, le sommeil garde sa part de mystère. Ce mystère n'a pas trait à la signification des rêves, mais aux mécanismes par lesquels les êtres vivants se régénèrent en dormant. Il s'agit là d'une fonction vitale, essentielle dans la prévention du vieillissement. À une certaine époque, des chercheurs militaires ont songé à remplacer le sommeil par la découverte d'une substance. Une simple injection du produit aurait permis aux soldats de récupérer l'équivalent d'une bonne nuit de sommeil en quelques minutes ! Mais, malgré tous leurs efforts, ce médicament miracle n'a jamais vu le jour.

Les étonnants liens entre sexualité et santé

La sexualité n'a pas seulement une vocation agréable et fonctionnelle. Dans notre quête de la longévité, il faut savoir qu'elle se pare également de vertus protectrices ! De nombreuses études médicales internationales l'affirment : les rapports sexuels réguliers nous protègent, en ce sens qu'ils freinent l'apparition de nombreuses maladies, telles que les cancers ou les maladies cardio-vasculaires. Or ces dernières ont une incidence qui augmente progressivement avec l'âge, à un stade de notre existence où le nombre de rapports sexuels a tendance à diminuer. Autrement dit, la sexualité régresse malencontreusement quand l'organisme en a le plus besoin pour l'aider à se protéger contre différentes pathologies. Par bonheur, l'arsenal pharmaceutique dispose désormais de munitions susceptibles de favoriser le maintien d'une sexualité harmonieuse.

Cette protection liée à la sexualité concerne les deux sexes.

L'ocytocine, l'hormone de l'amour, a un effet protecteur sur le cancer du sein

L'ocytocine n'est pas une hormone comme les autres. En grec, son nom signifie « accouchement rapide », en ce sens qu'elle participe à l'accouchement en accélérant le travail. Mais elle joue également un rôle en matière de lactation, en facilitant l'éjection du lait. Cette hormone est synthétisée par l'hypothalamus et sécrétée par l'hypophyse située à la base du crâne. Des chercheurs ont récemment exposé d'autres modes de stimulation et d'autres fonctions attribuées à cette hormone dont la sécrétion est favorisée par les contacts sexuels et les caresses, avec des sensations de bien-être, de relaxation et d'attachement à l'autre.

Cette hormone du lien amoureux et sexuel se libère à l'occasion des rapports. Elle renforce le sentiment de confiance en soi vis-à-vis des autres, accroît notre capacité de résistance à la douleur. Jusqu'à présent, sa prescription se cantonnait au périmètre de la maternité, où elle a fait ses preuves pour aider au déclenchement des accouchements et du processus de lactation. Mais, en bonne hormone du bonheur, elle recèle d'autres talents. Des essais pharmaceutiques, réalisés chez l'adulte par injection de spray nasal d'ocytocine, ont permis de constater le supplément de confiance en soi qu'elle prodigue lorsqu'il s'agit de communiquer. En parallèle, des essais cliniques – les premiers du genre – ont été réalisés sur des enfants autistes, dont il a été observé qu'ils naissent avec des taux d'ocytocine particulièrement bas.

Qualifiée, à juste titre, d'« hormone du plaisir », elle agirait même sur certaines zones du cerveau en minorant la peur, le recul vis-à-vis de personnes inconnues. Elle encouragerait ainsi les contacts sociaux et affranchirait du repli sur soi. En Allemagne, le professeur Markus Heinrichs expérimente les nouvelles applications de cette hormone sur des patients dont la sociabilité souffre de difficultés relationnelles majeures. Les tests réalisés tendent à prouver que cette molécule synthétisée sous la forme d'un médicament inhalé par voie nasale reproduit les mêmes sensations agréables que celles d'un rapport sexuel… sans le rapport sexuel.

Mais attention : cette hormone ne doit pas être utilisée telle une drogue à usages récréatifs. Elle se doit de rester un médicament, prescrit dans le cadre de certaines indications bien précises. Heureusement, le plaisir et le désir procurés par elle sont multifactoriels, et l'ocytocine ne reproduit que certains éléments de la jouissance. Fort heureusement aussi, les mécanismes biochimiques ne résument pas la sexualité, où l'inconscient joue un rôle tout aussi important.

Par ailleurs, le professeur Murell en Australie a planché sur les liens entre hormones et cancer du sein. Très courant, le cancer du sein touche une femme sur dix, avec une fréquence accrue au-delà de la ménopause. Des progrès considérables ont été enregistrés ces dernières années, grâce au dépistage et à la précocité du diagnostic. Ici encore, la pratique sexuelle régulière aurait un effet protecteur sur le sein, grâce aux stimulations qui libèrent de l'ocytocine. Dès le début du XVIIIe siècle, déjà, le professeur Ramazzini avait constaté un pic de fréquence des cancers du sein chez les religieuses. C'est d'ailleurs l'une des premières observations épidémiologiques sur le cancer, qui établit un lien entre mode de vie et naissance de la maladie.

Rien d'étonnant, dans ce contexte, à ce que des chercheurs s'intéressent au rôle de l'ocytocine dans la prévention du cancer du sein, cette hormone étant sécrétée par la femme au moment de l'accouchement et lors des rapports sexuels. L'hypothèse des chercheurs réside dans le fait que les carcinogènes, générateurs de cancer dans le sein, sont liés à l'action des radicaux libres. La production régulière d'ocytocine par la stimulation des mamelons provoque ainsi la contraction de certaines cellules qui aident à vidanger activement les glandes des produits carcinogènes. Dans ce cadre, les périodes de lactation prolongées sont fortement recommandées par les scientifiques, qui les considèrent comme un facteur de protection. Quant aux femmes qui n'ont pas eu d'enfants, mais qui ont des rapports sexuels réguliers, elles bénéficient, elles aussi, de l'effet protecteur de l'ocytocine libérée lors des rapports sexuels.

21 éjaculations par mois diminuent d'un tiers les risques de cancer de la prostate

La méthode pourrait faire sourire, si elle ne s'accompagnait de données scientifiques réelles : l'acte sexuel masculin, quand il est pratiqué régulièrement, limite les risques de développer un cancer de la prostate, deuxième cause de mortalité par cancer chez les hommes. Sa fréquence s'accroît nettement avec l'âge : 8 hommes de 80 ans sur 10 sont porteurs de cellules cancéreuses prostatiques. Très faible dans de nombreux pays d'Asie, la fréquence du cancer de la prostate monte en flèche en Europe et aux États-Unis. Un décalage troublant, qui s'explique en partie par l'intervention des facteurs environnementaux toxiques, tels que le cadmium. En effet, les Asiatiques perdent leur avantage sur les Américains dès lors qu'ils émigrent… aux États-Unis. Par ailleurs, la surcharge pondérale, le manque d'activité physique, sont autant de facteurs à risques pointés du doigt.

Mais revenons à cette parade pour le moins surprenante, découverte dans le cadre de la prévention du cancer de la prostate : l'éjaculation fréquente. Une étude américaine réalisée sur 30 000 hommes, confortée par une équipe australienne, confirme ses bienfaits par une équation aussi abrupte qu'inattendue : 21 éjaculations par mois réduisent le risque d'un tiers ! L'analyse détaillée fait apparaître que le bénéfice devient significatif, d'un point de vue statistique, à partir de 12 éjaculations par mois, pour atteindre son optimum à 21. Entre ces deux paliers, le risque diminue d'autant que la pratique sexuelle est assidue.

D'un point de vue scientifique, la fréquence des rapports permet à la glande prostatique d'évacuer par la même occasion les carcinogènes qui s'accumulent dans la prostate. Explication : afin de produire le flux séminal, la prostate recueille, à partir du sang, certaines substances telles que le zinc, l'acide citrique ou le potassium. Et ce, en les concentrant six cents fois. Ce pouvoir de concentration, nécessaire à la fabrication du sperme, s'exerce aussi sur les produits cancérigènes. À leur tour, ces produits se concentrent six cents fois, provoquant ainsi une bioaccumulation pouvant entraîner l'augmentation des substances cancérigènes en contact avec la prostate. Autre explication possible : le drainage des flux prostatiques pourrait réduire la cristallisation de microcalcifications associées avec le cancer. En résumé, ces émissions de sperme contribueraient au nettoyage régulier de la prostate. Plus elles sont fréquentes, moins la prostate se trouve exposée à l'apparition de cancers.

Le cœur protégé par le sexe : trois rapports sexuels par semaine augmentent de dix ans l'espérance de vie

Le cœur a, lui aussi, ses raisons d'adopter l'amour physique, tant cette pratique intervient comme une alliée sûre pour le garder en forme. Une fois encore, les recherches sont là pour le prouver, statistiques à l'appui : les risques cardio-vasculaires régressent avec la fréquence des rapports sexuels. De quoi faire taire les rumeurs de dangerosité de cet effort amoureux quand il est pratiqué par des hommes mûrs ! Une mauvaise réputation entretenue par certains personnages, morts foudroyés dans les bras de leur belle. Ainsi du président français Félix Faure, disparu lui aussi dans d'heureuses conditions…

Non seulement les rapports sexuels ne sont pas nuisibles pour le cœur, et ce même à un âge avancé, mais leur fréquence tendrait carrément à le préserver. D'un point de vue médical, le rapport déclenche un effort physique dont les corollaires s'apparentent au sport : fréquence cardiaque à la hausse, sueurs et sollicitations de nombreux muscles propres à entretenir l'activité physique. Les muscles sollicitent plusieurs zones corporelles : pelvis, cuisses, fesses, mais aussi bras, cou et thorax. Chez l'homme, la pratique sexuelle favorise la sécrétion de testostérone qui entretient les masses musculaires. Un bon rapport sexuel fait d'ailleurs perdre environ 200 calories, soit l'équivalent de 20 minutes de course à pied !

Les travaux du professeur Shah Ebraim à la Queen University de Dublin montrent que les facteurs de risques cardio-vasculaires diminuent avec la fréquence des rapports sexuels, et ce dans des proportions de l'ordre de 50 %. Une autre étude, publiée en 1997 dans le *British Medical Journal*, va dans le même sens. Cet effet positif cardio-vasculaire ne tient pas seulement à l'effort physique produit au cours de l'activité amoureuse. D'autres facteurs contribuent à expliquer cette conséquence bénéfique.

L'activité sexuelle déclenche des cercles vertueux. Elle améliore la qualité du sommeil, critère – comme on l'a vu – favorable en matière de protection cardio-vasculaire, réduit le stress et les états dépressifs, en lieu et place d'effets compensatoires pernicieux comme la consommation de tabac, l'excès d'aliments sucrés ou d'alcool. Sans oublier l'anxiété, facteur de risque, qui reflue grâce à la sécrétion d'endorphines au cours de l'acte amoureux.

Ce bénéfice provient donc de facteurs à la fois directs et indirects, permettant ainsi, dans tous les cas, de protéger le cœur d'une manière agréable. Il est évident cependant que les sujets cardiaques doivent interroger leur médecin traitant sur les éventuelles contre-indications d'une pratique sexuelle soutenue, comme ils le feraient pour celle d'un sport.

Au terme d'une étude portant sur 3 500 personnes de 18 à 102 ans (!), le professeur David Weeks à l'hôpital d'Edinbourg clôture ses travaux par une équation des plus optimistes : trois rapports sexuels par semaine permettent d'allonger la durée de vie de dix ans !

Améliorer le bien-être au quotidien : ne jamais s'arrêter

Socrate l'affirmait : « Le massage est aussi important pour l'homme que les céréales. » Ainsi le philosophe de la Grèce antique exprimait-il qu'un corps relaxé et détendu est plus sain, moins sujet aux maladies. Idée conservée intacte, deux millénaires plus tard, tant l'amélioration du bien-être apparaît plus que jamais bénéfique pour la santé.

L'ergonomie joue un rôle important sur ce chemin sinueux de l'accès au bonheur. Prenons l'exemple d'un patient souffrant d'un mal de dos chronique, et qui se retrouve piégé par une surconsommation – chronique elle aussi – de médicaments : des anti-inflammatoires pour calmer la douleur, puis des pansements gastriques pour apaiser les brûlures d'estomac, liées à la prise d'anti-inflammatoires, etc. Eh bien, toute cette thérapie pharmaceutique aurait pu être évitée par l'adoption de mesures simples et concrètes : changer un siège de bureau ou un canapé de salon, afin de remédier à la mauvaise assise ou à la cambrure inadaptée de la colonne vertébrale. Mais aussi, dans d'autres cas, remplacer un matelas ou un sommier trop mou, ou encore des chaussures inappropriées. Le dos est une question d'équilibre et de bonne position. Choisir les meilleures conditions physiologiques permet d'éviter une usure articulaire accélérée, et la prise excessive de médicaments. Donc d'améliorer sa longévité.

Le bien-être se vérifie jusque dans l'ADN de nos cellules. Le bien-être ressenti est une chose sérieuse quantifiable, dont nous commençons seulement à mesurer l'impact réel sur la santé. Des chercheurs américains l'ont récemment établi : le niveau de bien-être ou de stress touche directement l'ADN des cellules. Il leur a suffi, pour parvenir à ces déductions, de comparer l'ADN de mères d'enfants bien portants à celui de mamans dont les enfants souffraient de pathologies graves, telles que l'autisme ou certains handicaps moteurs ou cérébraux importants.

Le constat des chercheurs est clair et net : l'ADN des mères d'enfants malades (qui souffrent de tensions psychologiques à répétition) présente des signes de vieillissement accentué. Cette usure avancée se lit sur l'extrémité des chromosomes, dont les télomères se trouvent raccourcis prématurément. Ces mères malheureuses et tourmentées présentent un âge physiologique de neuf à dix-sept ans de plus que leur âge réel. Mais, fort heureusement, le processus apparaît réversible. Si le niveau de stress diminue ou disparaît, les télomères se rallongent à nouveau.

Actuellement, les chercheurs ne comprennent pas encore comment les émotions interfèrent sur l'ADN des cellules. Mais plusieurs hypothèses sont avancées.

La première concerne le cortisol, une hormone libérée en cas de stress par les glandes surrénales, jugée responsable de la montée du niveau de sucre dans le sang et de la pression artérielle. Or cette hormone pourrait aussi agir sur la télomérase, enzyme qui influe sur la longueur de ces fameux télomères.

La deuxième est née d'un constat dressé par d'autres équipes de médecins américains : le stress à répétition a un impact direct sur les gènes, en ce sens qu'il empêche, par un mécanisme dit de méthylation, l'expression de certains de ces gènes dans la zone du cerveau. Les chercheurs fondent cette affirmation sur une étude comparative entre deux populations de rats. Un premier groupe est constitué de rats dorlotés par leur mère, et un autre groupe réunit des rats délaissés. Il apparaît que, dans le groupe des abandonnés, le nombre de récepteurs au cortisol diminue. Autrement dit, ces rats sont beaucoup plus vulnérables au stress.

D'autres recherches récentes apportent la preuve que le bien-être et le bonheur ont un impact positif sur les gènes. Huit semaines de relaxation et de détente provoquent, de façon bénéfique, une modification directe sur l'expression de plusieurs centaines d'entre eux. À noter que la pratique régulière d'un sport et, peut-être, la méditation contribuent, par leurs mécanismes, à l'obtention de ces changements positifs. Sur ce terrain, les travaux du psychologue californien Mihaly Czikszentmihalyi fournissent un éclairage intéressant. Ce chercheur enseigne précisément sur la quantification du bien-être et du bonheur, thèmes trop souvent abordés par le biais de notions subjectives et abstraites qu'il traite, au contraire, de façon très objective.

Baptisée ESM *(Experience Sampling Method),* cette technique a pour mission de recueillir auprès d'une personne des informations sur ses pensées, son état émotionnel. À différents moments de la journée, cinq à huit fois par jour, une sonnerie retentit. À ce signal, la personne interrogée note le bonheur qu'elle ressent sur une échelle de 1 à 10, et cela de façon totalement aléatoire. Cette expérience dure quelques jours, voire quelques semaines.

Efficace, la méthode met en corrélation le bonheur ressenti pour chaque événement quotidien, et fait ressortir les événements qui procurent le plus de plaisir et de bien-être. Les résultats sont assez surprenants. Car ce ne sont pas forcément les loisirs et le farniente qui génèrent les sensations les plus positives. Mais plus souvent le travail, celui dans lequel le sujet se réalise pleinement et intensément, un travail vécu comme une passion. Ce sont ces travailleurs enthousiastes qui signent les meilleurs scores.

Ces résultats tendent peut-être à expliquer le désastre de la retraite au regard de la santé. La logique voudrait qu'en abandonnant son activité professionnelle un sujet se sente beaucoup mieux et que ce repos quotidien le comble, au moins sur le plan médical. Or, bien souvent, c'est l'inverse qui se produit.

Selon des études récentes, nous perdons, en moyenne, 20 points de quotient intellectuel en trois semaines de vacances. Processus fort heureusement réversible, mais de manière progressive. Nous comprenons, alors, pourquoi il est si difficile de reprendre le travail après de longues semaines de congés. Pour un sujet à la retraite, en revanche, il n'y a pas de retour de vacances…

Einstein disait : « La vie, c'est comme la bicyclette : quand on arrête de pédaler, on tombe. » L'évolution de nos modes de vie n'est pas de nature à contredire l'inventeur de la théorie de la relativité. Bien au contraire. Imaginez que, pendant deux mois, on plâtre vos deux jambes. Quand on cassera le plâtre au terme de ce repos forcé, vous tomberez par terre. Les muscles auront fondu. Impossible de tenir debout. L'activité, c'est le carburant indispensable au maintien de toutes les fonctions dans leur intégrité. Nous n'avons pas le choix : nous devons être perpétuellement en mouvement pour rester en bonne santé. Le moindre ralentissement de la circulation sanguine, lié à une artère qui se bouche, à un caillot en formation dans une veine, met notre existence en danger.

La vie est donc comme la circulation sanguine, il lui faut du mouvement, toujours du mouvement.

CHAPITRE 13

L'hygiène anti-âge

Mais alors, comment, au quotidien, agir pour se donner les moyens d'améliorer notre durée de vie ? Quels conseils suivre ? Voici des pistes simples : penser que le froid conserve, apprécier combien une douche améliore la santé, se défendre des microbes agressifs, ne pas oublier les vertus des vaccins, user de toutes les créations humaines positives – antibiotiques, aspirine... – parce qu'on leur a découvert de nouveaux atouts, ne jamais négliger ni la médecine préventive ni le sport intelligemment pratiqué... Suivez mes recommandations, et sans doute vivrez-vous mieux, donc plus longtemps.

Le froid conserve

Un demi-degré de température corporelle en moins augmente l'espérance de vie de la souris de 15 % en moyenne. Telle est la conclusion d'une récente étude diligentée par des chercheurs du *Scripps Research Institute* de la Jolla en Californie. Une analyse plus fine fait apparaître un écart de 8 % entre mâles et femelles : ce petit demi-degré en moins allonge de 12 % la durée de vie des mâles, et de 20 % celle des femelles. Mais qu'en est-il pour les humains ?

Les tout derniers travaux en date sur le sujet démontrent que les centenaires bénéficient eux aussi d'une température qui se situe en dessous de la normale. Ainsi la restriction calorique au long cours, qui augmente l'espérance de vie, s'accompagne-t-elle de cette température à la baisse. Par ailleurs, une bonne hydratation l'empêche aussi de monter…

Une personne en bonne santé bénéficie d'une température relativement stable, qui varie en moyenne d'un degré au cours de la journée, avec un degré de plus le soir comparé au matin. Cette stabilité dépend d'une petite zone située dans le cerveau, l'hypothalamus, dont la fonction, entre autres, est d'apporter une régulation aussi bien neuronale qu'hormonale. C'est au cœur de l'hypothalamus que se situe le noyau préoptique, capable de réguler spécifiquement notre température. Véritable thermostat physiologique de notre organisme, il a en charge le contrôle de la température corporelle, et ce de manière constante.

Comme tout thermostat, l'hypothalamus a besoin de capteurs lui indiquant en permanence le degré de température. Ces thermorécepteurs périphériques se nichent dans différentes parties du corps humain, en particulier dans la peau et dans le sang. Selon les résultats obtenus, l'hypothalamus déclenche automatiquement des mécanismes de régulation. Il s'agit de la thermogenèse et de la thermolyse.

Si la température corporelle vient à grimper, les réactions enzymatiques montent en puissance. Pour chaque degré de plus, les réactions chimiques du corps augmentent de 10 %. C'est à ce moment que l'activité neuronale décline et que les protéines commencent à se dégrader, raison pour laquelle les réactions sont d'autant plus fortes que la température s'envole. Passé le seuil fatidique de 43° C, nous mourons. Seule exception connue à ce jour sur notre planète : Willie Jones, habitant d'Atlanta, qui, un jour de canicule en 1980, a survécu à 46,5° C de température corporelle.

Principales causes de l'hyperthermie chez les sujets en bonne santé : la déshydratation née d'un environnement très calorifère, ou encore le prolongement d'efforts intenses sous un climat de type tropical. Fatigue, vertiges et forte sensation de chaleur : tels sont les premiers signes de déshydratation. Mais gare aux mauvais réflexes ! En cas d'hyperthermie importante, il est contre-indiqué de plonger le fiévreux dans un bain glacé, ce qui lui ferait alors courir le risque d'une hydrocution. Le bon geste médical, en attendant l'arrivée des secours, consiste à utiliser des linges frais, et à faire boire l'individu s'il est conscient.

À l'inverse, l'hypothermie réduit la vitesse des échanges à l'intérieur du corps, ainsi que les besoins énergétiques. Poussé à l'extrême, ce ralentissement physiologique joue un rôle majeur lors d'une transplantation cardiaque. Le futur cœur transplanté est alors conservé à + 4° C, afin que sa fonctionnalité soit maintenue le plus longtemps possible. Si la température corporelle est plus élevée à l'intérieur du corps que sur la peau, c'est en raison des échanges thermiques, qui se réalisent de l'intérieur vers l'extérieur, ou, à l'inverse, de l'extérieur vers l'intérieur selon les besoins. Un organe vient-il à monter trop fortement en température ? La peau lui envoie de la fraîcheur, *via* les capillaires sanguins qui véhiculent le sang, à condition toutefois que le milieu extérieur soit plus froid.

De son côté, le professeur Conti confirme, sur ce thème de l'incidence de la température sur la longévité, qu'une réduction modeste de la température corporelle chez les souris augmente leur espérance de vie. Cette diminution d'un demi-degré est observée dans le cas de restrictions caloriques. Ainsi, quand une personne réduit son alimentation, elle a tendance à avoir plus froid, un repas copieux produisant l'effet inverse en dégageant de la chaleur.

En pratique, abaisser la température corporelle sans moyens extérieurs est très difficile, car l'hypothalamus joue son rôle de thermostat automatique. Ce dernier envoie des signaux pour pousser ou atténuer la température, selon les données provenant des capteurs logés dans l'organisme. C'est donc en toute logique que les chercheurs ont choisi d'intervenir directement sur l'hypothalamus afin de réduire ce fameux thermostat. Lors de l'étude sur les souris, les scientifiques ont constitué deux groupes. Le premier a subi une intervention sur l'hypothalamus avec, chez les souris de ce premier groupe, une température à peine plus élevée que celle du second groupe, privé d'intervention. Résultat : les souris à température moindre ont vécu plus longtemps que les autres.

Selon les experts engagés dans cette étude, ce phénomène s'explique par la production allégée des radicaux libres, lesquels contribuent au vieillissement. Le froid intervient donc en freinant cette production nocive. Il existe un faisceau d'arguments favorables à ce lien entre une diminution de la température corporelle (de - 0,3° C à - 0,5° C) et l'accroissement de la longévité de 15 % en moyenne pour les deux sexes.

Mais ce n'est pas tout : les souris soumises à une restriction calorique avec température minorée affichent également un taux d'insuline plus bas. Conclusion similaire à l'échelle humaine, puisqu'une étude réalisée auprès de 1 400 volontaires, hommes et femmes âgés de 20 à 90 ans, atteste que les humains vivant les plus vieux en bonne santé sont ceux qui accusent ce double critère : température corporelle à peine moins élevée et taux d'insuline circulante plus faible. Cette étude est pilotée par le fameux *Baltimore Longitudinal Study of Aging* aux États-Unis, institut national sur le vieillissement qui, depuis sa création, en 1958, se spécialise dans l'analyse des différents facteurs propres à intervenir sur l'activation ou le recul du vieillissement humain. D'ailleurs, ce n'est pas un hasard si ce centre de recherche fut lancé l'année même où le président Eisenhower signait la naissance de la Nasa, avec, en ligne de mire, l'ambition de marcher un jour sur la lune. Évaluer l'impact sur l'âge biologique des facteurs environnementaux, des modes de vie, mais aussi de l'état de santé, tel est le challenge de ces chercheurs à qui l'on doit la collecte d'informations précieuses en matière de santé et de prévention.

Ainsi que nous venons de le décrire, la restriction calorique se double d'une température corporelle à la baisse. Pour rafraîchir l'organisme quand la température est à la hausse, il existe de nombreux mécanismes physiologiques de régulation. Parmi eux, l'ouverture des vaisseaux sanguins permet de mieux refroidir le sang qui passe au contact de la peau. Le diamètre se dilate, donc le sang circule mieux. C'est comme si on accélérait le débit du liquide de refroidissement. Certains aliments comme le chocolat noir, par exemple, agissent par une légère extension du calibre des vaisseaux. L'activité sportive, bénéfique à la prévention du vieillissement, fait pourtant grimper la température corporelle. Mais, dans le même temps, elle assure une bonne transpiration, et cette évaporation de la sueur aboutit précisément à rafraîchir le corps humain.

Ainsi de nombreux facteurs de prévention du vieillissement interviennent-ils indirectement sur des paramètres utilisés par l'organisme pour écraser sa température. Un simple conseil, dans l'attente de nouvelles avancées de la recherche médicale, et, peut-être, de la découverte de médicaments capables d'intervenir sur le thermostat hypothalamus : éviter les surchauffes de l'organisme susceptibles d'activer sa dégradation. Cette restriction calorique, facteur clé pour gagner en longévité, sera développée dans un prochain chapitre.

Toujours est-il que la douche peut, dès lors, devenir un véritable soin personnel quotidien de prévention du vieillissement. Voici comment.

Quelques instants sous la douche froide pour des années en plus

Il existe un geste simple pour préserver sa santé et celle de la planète : la douche froide. Elle consomme peu d'eau (20 litres environ) comparée au bain et ne nécessite pas d'énergie pour la chauffer. Or les dernières découvertes nous montrent qu'elle constitue un soin personnel quotidien de prévention du vieillissement.

Pour comprendre comment la douche froide agit sur l'organisme, de nombreuses équipes médicales se sont penchées sur les effets de ce traitement peu onéreux ne mettant pas en péril les comptes de la Sécurité sociale.

Des effets sur la fatigue, l'anxiété, la dépression, la circulation, le système immunitaire...

Quand on sait que la peau contient trois à dix fois plus de récepteurs sensibles au froid qu'à la chaleur, on comprend vite l'effet de la douche froide au niveau physiologique. Le professeur Shevchuk, aux États-Unis, a démontré que cinq minutes sous un flot froid provoquaient un afflux électrique significatif au niveau du cerveau, susceptible d'avoir un effet antidépresseur. Son équipe a également mis en évidence des répercussions sur la diminution de la fatigue, la dépression et l'anxiété. La douche froide provoquant la sécrétion de petites quantités d'endorphine, il est possible que ce composé agisse en générant un effet que l'on pourrait qualifier d'euphorisant. C'est du reste ce qui a été démontré chez l'animal où une augmentation de la quantité de bêta-endorphine (hormone régulant la sensation de plaisir) dans le sang apparaît après exposition au froid. Les chercheurs ont remarqué aussi que, chez les sujets pratiquant quotidiennement cette douche froide, le sentiment de fatigue, d'anxiété ou de dépression diminuait. Dans un autre domaine, des scientifiques français ont souligné, eux, un effet bénéfique sur la qualité du sommeil quand la douche est pratiquée dans les heures qui précèdent le coucher. Le sommeil étant favorisé par une petite baisse de la température corporelle, il est envisageable que ce soit l'une des explications. Un cercle vertueux se produit : en dormant mieux, on diminue aussi la fatigue et l'anxiété.

Le professeur Liang en Californie a noté, de son côté, des effets bénéfiques au niveau musculaire, en particulier chez les marathoniens. La douche froide provoque une augmentation du flux sanguin musculaire, donc une meilleure oxygénation et, ainsi, un bon tonus musculaire. Par ailleurs, une incidence positive a été soulignée chez les sujets qui se plaignent de varices ou de jambes lourdes : les personnes signalent une diminution de ces sensations par amélioration du retour veineux.

Certains travaux scientifiques conduits chez des modèles animaux ont mis au jour, quant à eux, que des expositions au froid augmentaient le nombre de certains lymphocytes du type T CD8 et NK. Le professeur Shevchuk a extrapolé ces résultats à l'homme et émis l'hypothèse que cinq minutes à 20° C sous la douche provoqueraient une activation du système immunitaire !

Douche froide égale calories en moins et années en plus…

D'autres travaux sur la douche froide ont permis de découvrir son impact sur… la graisse brune. Le professeur Rothwell, un américain, estime par exemple que 50 grammes de graisse brune (soit 0,1 % environ du poids corporel) pourraient brûler 20 % de l'apport calorique moyen d'une personne. Mais de quoi s'agit-il ?

La graisse brune se trouve dans le corps humain dès la naissance, puis diminue à l'âge adulte. Ce n'est que très récemment que l'on a découvert que l'adulte en possédait encore. Riche en mitochondries qui produisent de l'énergie et de la chaleur, la graisse brune a la capacité de fournir au corps de l'énergie et de la chaleur en dehors des efforts musculaires. Comme elle contribue à réguler sa température, les travaux scientifiques ont démontré qu'elle se mobilise avec le froid. Ce qui explique l'impact sur elle de la douche froide.

En fait, la graisse brune s'avère être un élément très important dans la régulation de la thermogenèse (stimulation de la production de chaleur du corps par augmentation du métabolisme cellulaire). Lorsque la graisse blanche brûle pour maintenir la température du corps, elle fournit des acides gras indispensables pour le bon maintien de la température. Les cellules de la graisse brune, elles, vont recevoir ces acides gras par la circulation sanguine et utiliser leurs mitochondries pour les transformer en chaleur. Il a été noté, par ailleurs, que le froid – produit en l'occurrence par l'eau froide – active le système sympathique qui innerve largement le tissu adipeux. Certains chercheurs ont alors émis l'hypothèse que le froid pourrait réguler le métabolisme et la prolifération des adipocytes de la graisse brune. Le professeur Au Yong, en Grande-Bretagne, a noté que l'activité des adipocytes de la graisse brune variait au cours des saisons, ce qui va dans le sens de cette hypothèse.

Les mitochondries de la graisse brune sont particulières parce qu'elles contiennent la protéine appelée UCP1, laquelle participe à la production de chaleur pour l'organisme. Chez les petits mammifères, il a été observé que l'exposition au froid stimule le système sympathique qui conduit la graisse brune à augmenter sa consommation en sucre et en graisse pour produire de la chaleur.

Le fait de mobiliser de la graisse brune sous la douche froide contribuerait à participer à la lutte contre le diabète, les maladies cardio-vasculaires, l'obésité et ainsi à être actif dans la prévention du vieillissement.

Une étude très intéressante a été effectuée chez la souris par le professeur Barbatelli, en Italie. Il a mis en évidence qu'en réponse à des agressions dues au froid les adipocytes de la graisse blanche pouvaient devenir, à l'âge adulte, des adipocytes bruns. En pratique, de la graisse blanche se transformerait en graisse brune.

Il convient cependant de respecter les contre-indications de la douche froide. En cas de problème cardiaque ou respiratoire, il faut demander l'autorisation à son médecin traitant. Par ailleurs, elle est contre-indiquée chez les sujets en état d'ébriété.

Je recommande de commencer progressivement en passant de l'eau chaude à l'eau tiède, puis froide pour s'habituer doucement. L'idéal est de rester sous la douche entre trois et cinq minutes. Dès 20° C, l'effet se fait ressentir. En fait, le temps idéal correspond au moment où l'on sent sous la douche froide la chaleur du corps revenir. Une fois sorti de la douche et séché, une sensation de bien-être et d'énergie est ressentie immédiatement.

La douche froide n'a pas encore livré tous ses secrets, mais, déjà, les premières découvertes scientifiques montrent ses effets significatifs sur la mobilisation des graisses à partir de la graisse brune. Savoir qu'elle lutte contre les états anxieux et augmente le tonus incite à adopter progressivement cette nouvelle thalassothérapie à domicile pour savourer un meilleur bien-être et obtenir une bonne prévention du vieillissement.

Les microbes qui grignotent la jeunesse

C'est une question d'observation. Prenez deux pommes que vous décidez de conserver le plus longtemps possible. Placez la première dans votre réfrigérateur, et laissez la seconde à l'air libre. Un mois plus tard, la différence est sans appel : le fruit qui a séjourné dans le réfrigérateur est conservé correctement, alors que celui resté à l'air libre est tout fripé. L'examen sous microscope montre que les microbes se sont très peu développés dans celui conservé au froid, quand, à l'inverse, de nombreuses colonies microbiennes peuplent la pomme exposée à température ambiante.

Plus il y a de microbes, plus les effets du vieillissement sont marqués, ne serait-ce que par la présence des phénomènes inflammatoires adjacents. Plus on avance sur l'échelle du temps, plus l'immunité diminue, et moins l'organisme sait se défendre contre les infections. Dans ce contexte, les facteurs de risque augmentent avec l'âge. Or de très nombreuses infections agissent en toute discrétion ; elles font des dégâts à bas bruit, favorisant l'accélération précoce du vieillissement. D'où la nécessité de se tenir à l'écoute de ces risques silencieux, et de se plier à un check-up microbien régulier.

Aller en couple chez le dentiste pour conserver plus longtemps de bonnes dents

Les dents ou gencives en mauvais état peuvent détériorer de nombreux organes à distance. D'où l'importance d'une bonne hygiène bucco-dentaire. Le brossage minutieux des dents, le passage du fil dentaire et, bien sûr, des contrôles réguliers chez le dentiste s'avèrent impératifs. Le suivi de 12 000 personnes sur plusieurs années, *via* une étude britannique publiée en 2010, témoigne du rôle fondamental de ce brossage dans la prévention cardio-vasculaire. Il suffit de comparer les sujets bénéficiant d'un brossage quotidien et soigneux après chaque repas à d'autres, plus négligents, qui font un usage bâclé et irrégulier de la brosse à dents : ces derniers, dont l'hygiène bucco-dentaire laisse à désirer, ont 70 % de facteurs de risques cardio-vasculaires en plus.

D'où l'importance, pour un couple, d'aller ensemble chez le dentiste. Cette double visite concomitante permet d'éviter les risques – scientifiquement prouvés – de ce que l'on appelle les « infections en miroir ». Madame vient de faire soigner une carie, soin suivi d'un détartrage : la voilà libérée de toute source infectieuse… croit-elle. Mais, à défaut d'avoir consulté, son mari, lui, garde en bouche la flore microbienne et infectieuse de son épouse… dont il ne manquera pas de lui faire cadeau ! Ainsi d'une contamination réciproque, et sans fin.

Ce manque de synchronisation des soins dentaires, à l'intérieur du couple, est à l'origine de nombreux problèmes à répétition, les analyses démontrant la similitude des germes buccaux pour monsieur et madame. Et ce qu'il s'agisse de leurs dents d'origine ou d'implants, dont l'apparition a profondément changé l'esthétisme. Ainsi les dents peuvent-elles être remplacées une par une, sans avoir recours au bridge ou aux appareils dentaires ! La révolution est telle que les bénéficiaires de ces implants peinent à faire la différence, par la suite, entre leurs vraies dents et les fausses, pas plus qu'ils n'opèrent de distinguo au niveau des sensations ou de l'esthétique.

Ces fantastiques, mais coûteux progrès ne remplacent en rien une bonne hygiène bucco-dentaire. Car les risques sont importants. Un petit foyer infectieux peut dégénérer vers un véritable parachutage des germes sur une valve cardiaque, pour peu que celle-ci présente la moindre anomalie, même mineure. Les valves cardiaques sont alors victimes d'une usure précoce, laquelle conduit à un remplacement chirurgical. Tout cela à cause d'un banal foyer infectieux dentaire ! C'est la raison pour laquelle il est recommandé à toute personne se sachant porteuse d'un souffle cardiaque de consulter son médecin avant d'aller chez le dentiste. Souvent, en cas d'intervention, ce dernier lui prescrira des antibiotiques à prendre une heure à l'avance, afin de prévenir tout risque. Par ailleurs, d'autres études démontrent qu'il existe un lien entre l'infection chronique des gencives et certaines atteintes prostatiques.

Les ulcères gastriques peuvent faire le lit du cancer

Être à l'écoute de son corps, c'est l'un des tout premiers remparts contre la maladie, et non des moindres. Une gêne à l'estomac qui ne passe pas, des aigreurs, voire des douleurs véritables, autant de signaux à ne pas négliger. Il faut alors consulter un médecin, qui recherchera un ulcère gastrique. L'ulcère gastrique doit son existence à la bactérie *Helicobacter pylori*. Selon un vieil adage médical, l'ulcère négligé fait le lit du cancer de l'estomac. Le germe érode la paroi de l'estomac, l'enflamme, provoquant parfois des perforations et des hémorragies redoutables. Plusieurs moyens permettent d'établir un diagnostic : tests en laboratoire d'analyses médicales, qui détecteront la présence de la bactérie *Helicobacter pylori* et fibroscopie permettant de poser formellement le diagnostic. Un traitement par antibiotiques aura raison de ce microbe. Habituellement, l'ulcère se manifeste par des douleurs marquées au niveau de l'estomac. Il peut s'agir de douleurs atypiques, qui ressemblent à une simple gêne. L'*Helicobacter pylori* non détecté peut faire des dégâts quand il enflamme les parois gastriques, créant ainsi un terrain propice au développement de tumeurs.

Des souvenirs de voyages qui laminent les intestins...

La démocratisation des transports aériens autorise aujourd'hui des millions de personnes à partir à la découverte des cinq continents. Mais ces voyages comportent un risque : celui de rapporter en souvenir... quelques parasites intestinaux. Je ne parle pas de la simple tourista dont on fait connaissance dès son arrivée en terre inconnue. Non, ce que j'évoque ici, ce sont les parasites contractés hors de nos frontières... et que l'on a rapportés en toute discrétion, le plus souvent sans le savoir. Ces parasites peuvent d'ailleurs rester longtemps silencieux. Dans certains cas, ils provoquent des troubles du transit ; dans d'autres, une fatigue inexpliquée. À la longue, la présence de ces intrus dans le tube digestif entraîne des inflammations chroniques des intestins, doublées d'une moins bonne absorption des nutriments. Il faut penser à les rechercher systématiquement au moindre trouble, surtout après un séjour dans des contrées exotiques. Il est parfois difficile de détecter ces parasites dès le premier examen des selles, certains d'entre eux étant présents de façon aléatoire dans le prélèvement. D'où la nécessité, le cas échéant, de renouveler plusieurs fois l'examen pour bien s'assurer de l'absence de parasites. L'examen des selles permet par ailleurs de rechercher des traces de sang, signe d'un possible cancer du tube digestif.

Les chlamydiae, une piste pour la maladie d'Alzheimer ?

Les chlamydiae sont des germes qui restent cachés parfois très longtemps dans l'organisme, où ils causent de nombreux dégâts, sexuels et (ou) cardiaques. Ces germes se déclinent en plusieurs variétés. Souvent associées à des infections respiratoires traînantes, les *Chlamydiae pneumoniae* peuvent, en l'absence d'analyses médicales, passer inaperçues et provoquer des infections respiratoires à répétition. Des recherches récentes ont mis en évidence leur présence dans des plaques d'athérosclérose. Raison de plus, au moindre doute, pour effectuer un dépistage par le biais d'un examen biologique, pour peu que l'on ait détecté quelques impacts potentiels au niveau du cœur et des poumons.

Mais ce n'est là qu'un pan de leur pouvoir destructeur, si l'on en juge par les travaux du professeur Little à Philadelphie montrant l'existence d'un lien possible entre chlamydiae et Alzheimer. Un constat a alerté les chercheurs : la forte présence de cette fameuse bactérie dans les cerveaux des personnes décédées de la maladie d'Alzheimer, une présence plus fréquente que pour le reste de la population.

L'équipe de chercheurs enchaîne sur des tests pratiqués sur un groupe de souris, auxquelles ils inoculent la bactérie en question. L'autopsie de leurs cerveaux, trois mois plus tard, conforte leurs premières suppositions : les cerveaux des souris présentent des plaques identiques à celles observées dans la maladie d'Alzheimer. Pour l'heure, les chercheurs s'en tiennent au constat d'une association fréquente entre chlamydiae et Alzheimer, sans être encore en mesure d'affirmer que la bactérie est à l'origine de la maladie. L'hypothèse avancée est la suivante : en infectant l'organisme, la bactérie agirait comme un catalyseur, provoquant alors une inflammation des tissus à l'origine de ces plaques.

La *Chlamydiae trachomatis* a, de son côté, une prédilection pour les voies génitales. À l'origine, entre autres, de nombreux cas d'infertilité, cette bactérie touche environ 5 % de la population, qui en est porteuse sans le savoir. La contamination se fait par voie sexuelle. Chez la femme, le germe provoque des inflammations au niveau de l'urètre et du col de l'utérus qui s'accompagnent parfois de sensations de picotements et de brûlures. Mais il arrive fréquemment qu'il ne se signale par aucun symptôme, avec un risque d'infections chroniques non détectées. La prudence recommande un dépistage, d'autant qu'il s'agit là d'un germe contagieux, qui représente un facteur de risque dans les cancers de l'utérus.

Pensez aux vaccins !

Combien de fois, au cours de ma carrière de médecin, ai-je entendu prononcer cette petite phrase récurrente : « Quand est-ce qu’ils trouveront un vaccin contre le sida, le cancer, la maladie d’Alzheimer ? » Le dernier épisode de grippe planétaire nous éclaire toutefois sur le comportement complexe des populations. Inquiètes, dans un premier temps, du manque de vaccins disponibles en temps et en heure, elles ont ensuite boudé les doses lorsqu’elles ont enfin été disponibles sur le marché.

Le vaccin contre l’hépatite B, en particulier, fournit un exemple encore plus révélateur de certaines réticences des patients à se faire vacciner. En France, des rumeurs ont couru sur le lien possible entre sclérose en plaques et vaccination, une corrélation jamais vérifiée. La conséquence ? Les populations ne se vaccinent que rarement, et le virus continue de provoquer des hépatites virales dont certaines, lorsqu’elles deviennent chroniques, peuvent évoluer en cirrhose ou en cancer du foie. Le vaccin fait donc partie des bonnes mesures de prévention.

Autre certitude : l’existence avérée d’un lien entre le cancer de l’utérus et le virus du papillome humain. Ce virus transmissible sexuellement est à l’origine de 70 % des cancers de l’utérus, responsables, chaque année dans le monde, du décès de 300 000 femmes. La vaccination des jeunes filles à la puberté les arme contre ce virus meurtrier.

L'antibiotique qui freine le vieillissement

La rapamycine est une molécule dont l'appellation s'inspire du nom polynésien de l'île de Pâques où elle fut découverte par une équipe de chercheurs canadiens dans les années 1960 : Rapa-Nui. Pépite de terre volcanique surgie dans l'océan Pacifique, à 3 700 kilomètres du Chili, le pays dont elle est le plus proche et duquel elle dépend au plan administratif, l'île de Pâques est célèbre pour ses statues, hautes de 4 mètres, neuf cents géants énigmatiques au nez pointu dont les yeux creux semblent scruter l'horizon, indéfiniment.

C'est là, au pied de ces mystérieux moais où elle s'essaie à des analyses, qu'une équipe canadienne venue s'intéresser à la santé de la population pascuane, découvre cette bactérie qui sécrète un antibiotique inconnu. Les propriétés antifongiques de la rapamycine s'avéreront très utiles, plusieurs dizaines d'années plus tard, pour prévenir les rejets de greffes, notamment rénales.

Mais la bactérie renferme une autre surprise dans ses molécules : une incroyable aptitude à prolonger la vie. Du moins, celle des souris, comme l'a révélé pour la première fois une équipe de chercheurs *via* la revue *Nature*. Expérience fort concluante, qui dévoile que les petites rongeuses ayant ingéré ce fameux médicament augmentent leur durée de vie de 38 % ! Un médicament qui a le pouvoir d'allonger la vie des mammifères : une première ! Les souris cobayes avaient 20 mois (l'équivalent de 60 ans pour l'homme), et furent comparées à un groupe de rongeurs du même âge, mais privé de rapamycine.

Tout de suite, les premiers résultats des recherches permettent de cerner l'incroyable pouvoir de cet antibiotique. En effet, il apparaît qu'une protéine qui contrôle la croissance et la prolifération cellulaire peut justement entrer en interaction avec ce médicament, et provoquer ainsi un effet antiprolifératif. Les scientifiques ont donné à cette protéine le nom de TOR (*Target Of Rapamycin*), ce qui signifie, mot à mot, cible de la rapamycine. Par ailleurs, certains gènes sont sensibles à la rapamycine. Or la principale fonction des TOR, c'est précisément de contrôler la production de protéines dans les cellules et donc de ralentir leur fabrication.

Ainsi la rapamycine agit-elle de façon très sélective sur des gènes qui freinent le vieillissement. Pour autant, je ne recommande absolument pas la prise quotidienne d'un tel médicament, qui présente de sérieux effets secondaires. Prescrit dans le cadre de la prévention des rejets, il intervient aussi dans le traitement de certains cancers. Enfin, il est administré aux patients ayant bénéficié de dilatations coronaires avec stent, afin d'éviter que les artères ne se rebouchent trop vite. En tout état de cause, la prise de ce médicament nécessite des contrôles et une surveillance médicale réguliers en raison de risques de troubles de la coagulation, et de baisse des plaquettes, risques avérés lorsqu'il est prescrit à fortes doses.

Mais cet antibiotique venu de l'île de Pâques a ouvert une nouvelle voie, et nous savons maintenant qu'il existe une substance capable d'agir spécifiquement sur certaines protéines liées au vieillissement. Un pouvoir dont la rapamycine n'a pas l'exclusivité, si l'on en croit les toutes dernières découvertes du professeur Wanke.

Une autre substance détiendrait, elle aussi, un pouvoir comparable sur ces fameux TOR, une action comparable à celle de la rapamycine : la caféine.

L'aspirine : des effets surprenants dans la prévention des cancers

L'aspirine aussi possède de nombreux atouts. Isolée pour la première fois dans l'écorce d'un saule, on en a vite vu les vertus. Les propriétés curatives de cette écorce sont connues depuis longtemps. Déjà, 5 000 ans avant J.-C., les Sumériens l'utilisaient en décoction pour son activité bénéfique sur la santé. Plus tard, 500 ans avant J.-C., le célèbre médecin grec Hippocrate recommandait ce remède pour lutter contre la fièvre et les douleurs, prescription toujours d'actualité.

Une étude publiée en décembre 2010 dans la revue *The Lancet* démontre un nouvel effet de l'aspirine dans la prévention des cancers. Cette recherche a porté sur 25 000 personnes suivies pendant 20 ans.

Les chercheurs ont mis en avant que la prise quotidienne de 75 milligrammes d'aspirine diminue la fréquence des cancers de l'œsophage de 60 %, des cancers colorectaux de 40 %, des poumons de 30 % et de la prostate de 10 %. L'effet protecteur se manifeste au bout de 5 ans d'une prise quotidienne pour des cancers comme ceux de l'œsophage, du pancréas ou des poumons. Il faut attendre 10 ans pour ceux du côlon ou de l'estomac et 15 ans pour ceux de la prostate. Les tumeurs de type adénocarcinome sont les plus sensibles à l'effet préventif de l'aspirine.

Les scientifiques ont démontré que l'effet est plus marqué à partir de 40 à 50 ans, tranche d'âge qui correspond à une augmentation de la fréquence des cancers dans la population. L'impact sur la prévention de la récidive des polypes intestinaux était déjà connu depuis longtemps, tout comme l'utilisation de l'aspirine quotidienne à faible dose pour ses propriétés antiaggrégantes plaquettaires (ce qui rend le sang plus fluide dans la prévention cardiovasculaire en particulier chez les sujets coronariens).

Il est évident que les effets de l'aspirine sur la diminution de la fréquence des cancers soulèvent la question de la prise systématique à titre préventif d'aspirine après 40 ans. C'est une question à poser à son médecin traitant qui décidera, en fonction des antécédents familiaux, des facteurs de risques et des contre-indications de ce médicament, d'utiliser ce nouveau traitement préventif en réalité vieux de 7 000 ans.

Comment utiliser la médecine prédictive ?

Depuis la nuit des temps, les hommes ressentent le besoin de prédire leur avenir. Or le futur, c'est demain, la semaine prochaine, dans un mois, dans un an, dans dix ans… Beaucoup d'entre eux consultent des oracles, des voyantes, ou tout simplement l'horoscope. Rien ne les arrête dans cette quête de lendemains radieux : en dépit de toutes les erreurs, voire tromperies dont ils sont victimes, ils continuent à questionner ces prédicateurs dont la force est de donner des informations neutres, pouvant convenir à tout le monde. Et de laisser libre cours à une foule d'interprétations possibles.

Pour bien comprendre les ressorts de cette stratégie, il suffit de se plier à un petit test : tentez l'expérience de lire votre horoscope… en choisissant un autre signe que le vôtre. Vous constaterez alors que cet horoscope semble juste, comme s'il avait été écrit rien que pour vous !

La médecine prédictive se développe actuellement comme une traînée de poudre, quittant souvent le secteur médical proprement dit pour monter à l'assaut du grand public. Elle s'appuie sur les ressorts profonds de cette volonté de tout savoir, de contrôler son propre avenir, se définit comme une science capable de prévoir, longtemps à l'avance, les maladies qui frapperont le patient, et ce alors que ce dernier ne présente aucun symptôme pathologique. En résumé, cette médecine propose la guérison avant même la naissance de la maladie…

Cette approche médicale nouvelle se fonde entre autres sur les récents progrès de la génétique et de l'informatique, lesquels autorisent désormais une lecture accélérée de nos gènes. Cette révolution scientifique suggère la pratique de dépistages ciblés des « mauvais » gènes, pour aboutir à des traitements personnalisés. L'objectif : faire en sorte que chacun soit à même d'évaluer ses propres facteurs de risque au regard des différentes maladies.

En fait, elle reprend à son profit une notion plus ancienne : la prédisposition. Depuis longtemps déjà, les médecins constatent, à l'intérieur de certaines familles, la fréquence de maladies plus présentes chez elles que dans d'autres. Ils relèvent, par exemple, une prédisposition plus forte à l'obésité, à l'infarctus du myocarde, aux accidents vasculaires cérébraux, à certains types de cancers. C'est la raison pour laquelle tout examen médical d'un nouveau patient repose sur la recherche systématique des antécédents familiaux. Le médecin enquête sur des maladies qui, chez les parents, grands-parents, enfants, frères ou sœurs, sont apparues à plusieurs reprises, ou trop tôt dans leur vie, enquête qui oriente l'auscultation, la prescription d'examens complémentaires biologiques ou radiologiques, et ce dans le but de détecter les points névralgiques d'un individu.

Sur Internet, de nombreuses firmes jouent les prophètes de la génétique par la vente de tests – largement répandus aux USA, mais non autorisés en France –, censés augurer des maladies qui nous menacent. À condition, en amont, de consentir à alléger notre compte bancaire de quelques centaines d'euros. En retour, le candidat à la prédiction médicale reçoit par la poste le nécessaire pour prélever un peu de salive, ainsi que l'enveloppe à adresser au laboratoire en charge de l'examen.

Quelques semaines plus tard, on lui expédie un courrier contenant une longue liste de maladies, avec, en marge, les probabilités qu'il a de croiser un jour telle ou telle pathologie. À l'internaute inquiet de gérer, ensuite, ces statistiques personnelles. *A priori*, cette connaissance, en amont, d'une vulnérabilité plus forte à certaines pathologies devrait le conduire à modifier ses habitudes de vie, mais, en pratique, il n'en est rien. Dans la plupart des cas, ces tests ne débouchent sur aucune certitude en la matière. Ils se contentent d'indiquer une possibilité, ce qui est très différent. Et cette marge d'erreur rend délicate la mise en place d'une politique de prévention personnalisée.

Mais il y a plus grave. Dans certains cas, annoncer le développement possible d'une maladie, c'est gâcher complètement l'existence de celui que l'on est censé épauler par le biais de cette information préventive. Ainsi de l'examen de dépistage génétique de la maladie d'Alzheimer, mis au point, depuis peu, par une équipe de chercheurs. Ce test a pour ambition de prédire si tel ou tel individu court un risque statistique plus important de développer cette terrible maladie. Le signal : la présence d'un gène désormais bien identifié – « APOE » –, plus fréquent chez les sujets atteints que chez les autres. Personnellement, je ne prescrirai jamais un tel test, qui ne débouche sur aucune certitude. Ce qui est détecté en l'espèce, c'est une probabilité plus grande, chez tel sujet que chez tel autre, de développer une pathologie. Mais rien n'est joué : on peut être porteur d'un gène sans que jamais, ensuite, celui-ci ne développe la maladie correspondante. D'autres critères tels que le mode de vie, l'interférence d'autres gènes protecteurs, vont intervenir, au cours de l'existence d'un individu, pour influer sur l'expression de ce gène, qui, selon les cas, fera parler de lui, ou au contraire passera totalement inaperçu.

Inutile, par conséquent, de savoir à l'avance que nous sommes détenteurs d'un fort risque de souffrir de la maladie d'Alzheimer. En avoir conscience rend la vie insupportable, puisqu'il n'existe aucun traitement contre ce redoutable fléau. Le moindre petit trouble banal de la mémoire se traduit, dans l'esprit du malheureux prédisposé, comme un signe prémonitoire de la maladie en route. Avec le danger, alors, de tomber véritablement malade, en développant un stress majeur apte à engendrer des maladies cardio-vasculaires. Quand ce ne sont pas des états dépressifs qui se manifestent, avec tendances suicidaires.

Dans certains cas, les tests prédictifs sont fiables et utiles

Pour autant, les tests ne sont pas tous à jeter. Certains s'avèrent utiles. Notamment au sujet de maladies génétiques rares et héréditaires, constatées dans certaines familles. L'étude de ces cas familiaux a en effet donné naissance aux toutes premières recherches génétiques, puis à la mise au point de tests à la fois sûrs et très utiles, souvent.

Le cas de la chorée de Huntington fournit un bon exemple. Cette maladie héréditaire incurable apparaît autour de la cinquantaine. Elle aboutit à une démence accompagnée de manifestations psychiatriques et neurologiques : gestes incohérents et anormaux indépendants de la volonté du sujet, troubles de l'équilibre et léthargie. Parfaitement fiable, le test est systématiquement proposé aux personnes dont la famille présente déjà plusieurs cas. Et pourtant, en France, 90 % des sujets à risque le refusent. Rien de surprenant dans cette attitude, puisque aucun traitement n'existe pour empêcher la survenue de la maladie ou sa guérison.

Dans d'autres cas, les tests, proposés avec succès, et à grande échelle, sont non seulement sûrs, mais encore incontournables en matière thérapeutique. Exemple, la mucoviscidose, qui frappe 1 nouveau-né sur 5 000. Cette anomalie du gène CFTR entraîne une accumulation du mucus dans des organes vitaux. Détecter sa présence le plus tôt possible permet une prise en charge précoce de la maladie, ce qui améliore d'autant son pronostic. D'où un test systématiquement pratiqué dès la naissance.

D'autres examens génétiques ont fait leur preuve, en amont, dans la prévention de certains types de cancers, tels ceux du sein et de l'ovaire, dont 5 % sont d'origine génétique (évaluations des experts à l'appui). Les responsables ? Les gènes BRCA1 et BRCA2. 56 à 87 % des femmes qui en sont porteuses (le pourcentage varie selon les publications) risquent de contracter un cancer du sein avant 80 ans, contre 8 % seulement parmi la population générale. Le risque se situe entre 44 et 63 % pour les cancers de l'ovaire.

L'une des caractéristiques de ces cancers en partie programmés, c'est de se manifester presque vingt ans avant l'âge auquel ils apparaissent habituellement : vers 43 ans en moyenne, contre 60 ans pour les femmes qui ne sont pas porteuses de ce gène. Dans une famille présentant plusieurs cas de cancer du sein, *a fortiori* si les femmes en question avaient 40 ans quand elles ont contracté la maladie, le test, fort utile alors, sera prescrit afin d'accentuer la surveillance. En revanche, si nous ne sommes pas dans le cas d'une famille à cancers du sein fréquents et précoces, les examens génétiques ne présentent pas d'utilité particulière. Au contraire, ils risquent de conclure à des risques relatifs, qui, finalement, sont ceux courus par toutes les femmes, et d'engendrer une inquiétude stérile. Consulter régulièrement son médecin pour un examen des seins constitue la meilleure des préventions.

Ainsi les tests génétiques ne sont-ils réellement profitables que s'ils sont prescrits par un médecin, qui, selon les antécédents, recherche une pathologie particulière, et ce dans la mesure où il dispose d'une stratégie préventive ou thérapeutique. Ces examens permettent, s'ils sont négatifs, de rassurer sur l'absence d'une maladie familiale héréditaire. Et, dans le cas contraire, de mettre en place une surveillance spécifique ou des traitements adaptés.

Prenons le cas d'un patient atteint d'hémochromatose (maladie caractérisée par l'excès de fer dans le sang qui se stocke dans les organes). Le diagnostic précoce de la maladie débouchera sur la pratique de saignées préalables, afin d'éviter la cirrhose du foie. Directement impliquées par la médecine prédictive, ces maladies héréditaires sont qualifiées de monogéniques, en ce sens qu'elles correspondent à la mutation d'un seul gène : elles ne concernent que 1 % de la population mondiale.

Mais soyons clairs : les maladies génétiques ne sont pas toutes héréditaires. Précision importante, sinon capitale, tant le diagnostic de telles maladies est spontanément associé, dans l'esprit de tout un chacun, au risque de transmission aux générations suivantes, avec ce sentiment d'impuissance face à une sentence génétique qui plomberait leur destin. Or, au cours de la vie embryonnaire, lors des divisions cellulaires, des altérations de l'ADN peuvent se produire spontanément, provoquant des maladies génétiques dont c'est la première apparition au sein d'une famille. Et peut-être la dernière, qui sait : rien n'indique qu'elles seront forcément transmises aux enfants et petits-enfants.

Les dangers d'une médecine probabiliste

Qui ne rêverait d'un monde radieux où les maladies auraient disparu ! Et quelle industrie mercantile ne mettrait à profit cet éden illusoire pour vendre de la fausse fiabilité… ? L'idée que ces tests génétiques prédictifs généralisés permettent de guérir avant même d'avoir été malade est certes séduisante, mais insuffisamment fiable et peu réaliste. Et, pourtant, la médecine probabiliste se propage, tout spécialement sur le web. Fortes de ces résultats fiables portant sur des maladies génétiques rares et des populations ciblées, certaines firmes proposent d'étendre ces tests à des centaines de maladies susceptibles d'être contractées par la population tout entière ! Problème : trop de généralité tue l'efficacité, et les tests aboutissent, alors, à des données relatives, la plupart du temps sans intérêt. Cette médecine probabiliste risque, en outre, de créer des malades potentiels qui s'ignorent, en provoquant chez ces êtres en bonne santé une anxiété inutile.

Certaines sociétés proposent même aux futurs parents d'analyser leur salive afin d'établir les probabilités de malformations de leurs enfants. Notons que 40 % des individus qui ont passé ce test se sont avérés porteurs d'au moins une anomalie génétique. Or nous sommes tous possesseurs de telles singularités porteuses de traits récessifs qui ne s'expriment pas.

Pour comprendre les limites du système, il s'agit d'observer l'un des traits génétiques les plus flagrants, inscrit sur l'ADN de nos cellules : la couleur des yeux. Les chercheurs de la fondation Ipsen ont noté que 51 % des centenaires ont les yeux bleus, quand les yeux marron prédominent dans la population générale française à la hauteur de 55 %. Imaginons que cette couleur des yeux soit la résultante d'un test génétique. Ce dernier conclurait que, selon la couleur des yeux, bleus ou marron, vous avez plus ou moins de chances de devenir centenaire. Mais, dans la réalité, le résultat est sans fondement, car de nombreux centenaires ont les yeux marron !

Allons plus loin encore, et revenons quelques instants au comportement de certaines espèces animales dont le mode de vie peut, à lui seul, faire office de laboratoire expérimental. Ainsi de la fourmi, sur laquelle le professeur Danny Reinberg de l'Université de New York a récemment publié des données étonnantes. Après avoir complètement séquencé le génome de la fourmi, il note que les reines vivent dix fois plus longtemps que les travailleuses, et ce alors qu'elles entament leur vie avec le même patrimoine génétique à la naissance (la fourmi possède 33 % de gènes en commun avec l'homme).

Cette étude nous éclaire sur l'épigénétique, c'est-à-dire la manière dont l'environnement et l'histoire individuelle agissent sur les gènes. Le fait qu'une fourmi travailleuse vive de trois semaines à un an, tandis que la reine s'octroie plusieurs années, démontre toute l'importance de ce que l'on fait de notre capital de naissance en la matière.

Chez les fourmis, quand la reine meurt, une ouvrière prend sa place après de rudes combats avec ses consœurs, jusqu'à ce qu'une souveraine s'impose. Le destin de cette ouvrière devenue reine va alors changer. Progressivement, ses caractéristiques biologiques se transforment. Sa durée de vie s'allonge. Notons que l'on retrouve chez ces fourmis la présence de protéines liées à la longévité, ainsi qu'une concentration importante de télomérase, cette enzyme réparatrice des chromosomes. Ainsi des fourmis nées avec le même code génétique vont-elles, par les fonctions qu'elles occuperont, bénéficier de durées de vie totalement différentes.

Cet exemple nous en dit long sur les possibilités, pour certains gènes, d'être activés ou au contraire mis en sommeil au cours d'une vie. Et ce qui est vrai sur le plan psychologique, familial, social ou professionnel se vérifie sur le terrain génétique. Nous partons tous d'un capital, mais le point essentiel, c'est ce que l'on en fera au cours de sa vie. Cette attitude écarte d'emblée toutes ces circonstances atténuantes que nous pouvons rechercher par une référence permanente aux mauvaises cartes reçues au départ de notre existence, et à notre destin implacable.

Comme le disait Jean-Paul Sartre : « L'important n'est pas ce qu'on a fait de nous, mais ce que nous faisons nous-mêmes de ce qu'on a fait de nous. »

Le « cas » Winston Churchill

Quand on demandait à Winston Churchill quelles activités physiques il pratiquait, il répliquait par une célèbre devise : *« No Sport ! »* Et ce sans complexe, verre de whisky à la main, cigare fiché au coin des lèvres. Aucune morale funeste ne viendra écourter cette vie bien remplie. Le « lion » vécut bien, et longtemps : 91 ans !

De quoi faire enrager les médecins. Il existe, il est vrai, des individus presque inoxydables qui résistent formidablement à ce qui « tue » d'autres avant l'heure : tabac, alcool... Leur exceptionnelle endurance face aux agressions toxiques rend jaloux tous ceux « qui font attention », quand elle n'attise pas la curiosité des chercheurs, perplexes, par ailleurs, face à la mort prématurée de certains ascètes buveurs d'eau.

Le « cas » Churchill mérite que l'on s'y attarde un peu. Car tout avait plutôt mal commencé pour lui. Cancre, chétif et souffreteux, c'était le portrait peu flatteur de Winston à l'âge des culottes courtes, que ses parents avaient mis à l'écart tel le vilain petit canard. Très tôt, il apprend à se battre, à lutter et développe progressivement une robustesse hors du commun. En fait, le jeune Winston découvre qu'il dispose de très grandes facilités pour apprendre… mais seulement quand ça l'amuse et le divertit. Il est possible qu'il ait été un enfant surdoué, d'où les difficultés d'adaptation familiale ou scolaire qu'il a pu rencontrer, comme tous ces enfants hors normes, souvent inadaptés au monde qui les entoure.

Mais rien de toujours facile sur ce long parcours. Obèse à 50 ans, il fait une première crise cardiaque à 67 ans. Son médecin diagnostique alors une insuffisance coronaire. Mais Churchill ne suit pas ses conseils. Huit ans plus tard, il essuie un premier accident vasculaire cérébral, puis un second, quatre ans après. Il serre les dents. Concentré, il ne laisse rien paraître à son entourage. Il présidera le Conseil du cabinet pâle, silencieux. Mais présent. Quant au sport, il ne fut pas tout à fait absent de sa vie. Les archives historiques prouvent qu'il en a pratiqué un peu dans sa jeunesse : l'escrime, le polo et le golf. Puis il vivra son activité professionnelle tel un marathon que son entourage peine à suivre, mais qui, à ses yeux, représente peut-être l'équivalent d'un simple jogging quotidien !

La longévité de Churchill serait-elle d'origine génétique ? L'hypothèse a fait l'objet d'une étude menée par une généticienne de renom, le professeur Claudine Junien. Sur ce front, la famille de Churchill ne prédispose à aucune longévité particulière, au niveau tant de ses parents que de ses enfants, dont trois d'entre eux sont morts entre 54 et 67 ans. La longévité n'est d'ailleurs héritable que pour 20 % en général, ce qui est faible. Il apparaît intéressant de confronter ces données à une étude récente du professeur Paola Sebastiani de Boston, qui montre que, dans 77 % des cas, des gènes interviendraient dans la longévité.

Ainsi que nous l'avons vu, les facteurs génétiques permettent de déceler des prédispositions à certaines maladies, et de renforcer le dépistage avancé tout comme les mesures de prévention, et ce le plus tôt possible. Cette étude tend néanmoins à prouver que les centenaires bénéficient du même taux de prédisposition aux maladies que les autres.

Les centenaires sont des personnes qui ont su ne pas s'écouter et faire face à la maladie

En fait, ce qui compte, ce n'est pas tant la prédisposition aux maladies que la façon de réagir à ces maladies, de savoir s'autoréparer face aux agressions tant physiques que mentales. Certes, l'équipe de chercheurs a observé quelque 150 mutations chez de nombreux centenaires. Mais cela ne signifie pas pour autant que le fait de vivre très vieux en bonne santé soit systématiquement associé à la présence de ces gènes.

D'ailleurs, certains gènes retrouvés chez les centenaires pourraient simplement intervenir sur l'arrivée plus tardive de ces maladies ou sur la possibilité de mieux réagir à leur survenue. L'étude a également démontré qu'il n'y avait pas un seul gène miracle permettant d'atteindre 100 ans, mais que plus de 150 gènes seraient en jeu, dont certains activent l'immunité et la renforcent. Or ces gênes-là sont essentiels dans la lutte contre les maladies cardio-vasculaires, les cancers et les infections.

Pas facile, en tout état de cause, de conclure sur les prédispositions génétiques. Car tous les centenaires de l'étude ne présentaient pas les 150 gènes, mais seulement certains d'entre eux, ce qui complique profondément l'analyse. Ajoutons à ce casse-tête qu'un échantillon de 1 000 centenaires s'avère trop faible pour pouvoir en tirer des conclusions définitives, *a fortiori* quand l'échantillon ne tient pas compte des différences ethniques pouvant influer sur le résultat.

Dans les pays industrialisés, de nos jours, seule une personne sur six mille dépasse les 100 ans. La cause majeure est liée à un défaut des systèmes de maintenance de l'organisme quand on avance en âge. Cela provoque, entre autres, une accumulation des déchets qui conduit à de nombreuses pathologies.

Le bon entretien de ces systèmes de maintenance apparaît donc fondamental. Et il est fortement conseillé d'éviter l'accumulation des toxiques, comme le tabac, accusés – à juste titre – de diminuer l'espérance de vie. N'oublions pas, cependant, que les individus sont très différents les uns des autres. Et il est scientifiquement prouvé qu'une personne ayant des gènes de prédisposition au cancer du poumon risque trente fois plus que les autres de mourir de cette maladie.

Pourquoi Churchill a-t-il vécu si longtemps malgré ses excès ?

Les habitudes de Churchill durant sa vie sont en complète contradiction avec les recommandations de santé. Le thé vert a des effets bénéfiques ? Peu importe, puisqu'il le trouve infect. Un comble pour un Britannique ! Et, s'il boit du vin, il opte pour le blanc, dispensé des effets protecteurs du rouge. Quand on lui rappelle le proverbe anglais selon lequel « une pomme par jour éloigne le médecin », il réplique qu'il est d'accord, mais à condition de bien viser !

Aussi le professeur Junien a-t-elle recherché les raisons qui ont permis à Churchill de vivre jusqu'à 91 ans malgré un mode de vie particulièrement inadapté. L'hypothèse avancée est celle du plaisir, et de son effet protecteur pour la santé. Les découvertes récentes sur l'impact du plaisir sur nos cellules, et en particulier sur la longueur des télomères, confortent cette possibilité. Le plaisir et le bonheur freinent le raccourcissement des télomères lié à l'âge. Pas de doute sur ce point précis : plus les télomères sont longs, moins les risques de maladies sont élevés.

Churchill aimait profondément la vie et les plaisirs de toutes sortes : le goût du risque, la rage de gagner, la connaissance, l'humour, le confort, la convivialité, la bonne chère, la lecture, l'écriture (il empocha le prix Nobel de littérature en 1953), la peinture (500 aquarelles signées de sa main), les jeux, les courses de chevaux, l'amitié. Le plaisir soigne. Il intervient comme facteur de croissance personnelle et de maîtrise du stress.

La vie de Winston Churchill fut bien remplie. Il occupa les fonctions difficiles de Premier ministre anglais pendant la dernière guerre mondiale. Il promit aux pires heures de 1939-1945 des larmes et du sang à la population qui souffrait. Il lui demanda de résister par tous les moyens possibles aux bombardements allemands qui ensanglantaient Londres, aux privations multiples et quotidiennes, à la douleur des familles qui perdaient leurs enfants sur les fronts d'Europe. Ce qu'il proposait aux autres, il l'appliqua à lui-même durant toute sa vie. Il sut résister aux ravages de l'alcool et du tabac, aux maladies qui auraient pu l'anéantir.

Il ne se mit jamais dans la situation du malade ou du sujet âgé, même à 91 ans. Il se sentait jeune, invulnérable et avançait. Contrairement aux idées reçues, les centenaires ne sont pas des personnes extraordinaires qui n'ont jamais été malades mais des personnes qui ont su ne pas s'écouter et faire face à la maladie. C'est là une évidence qu'il convient de rappeler : plus un homme ou une femme est en réelle activité, mieux il ou elle se porte. L'activité professionnelle permet de maintenir l'organisme en parfait état de marche. Je parle d'activité, et non d'occupation. Car les retraités qui pratiquent des activités de loisirs ne bénéficient pas autant de ces facteurs protecteurs.

Churchill nous donne un formidable exemple de longévité, dopée par toute la force du plaisir, la joie et l'appétit de vivre, et ce en dépit d'un départ difficile et d'une mauvaise hygiène de vie. Bien entendu, le « cas » Winston est exceptionnel. Mais il incarne magnifiquement l'importance du bonheur dans la prévention du vieillissement.

Les activités sportives musclent la durée de vie en bonne santé

Le sport est un anti-âge efficace. D'une manière générale, l'activité physique quotidienne joue un rôle essentiel en matière de prévention. Selon des travaux fraîchement bouclés par une équipe scientifique allemande, l'activité physique quotidienne soutenue irradie jusque dans nos cellules, par le maintien en bon état des extrémités de chaque chromosome, ce qui se traduit, au final, par un sérieux coup de frein sur le vieillissement.

C'est là une véritable découverte. Jusqu'à présent, on ne faisait que se limiter à ce constat relatif au « mieux vivre plus longtemps » des sujets bénéficiant d'une activité physique. Aujourd'hui, nous connaissons les raisons profondes de ce critère favorable. Le premier chantier des chercheurs a consisté à étudier la longueur des télomères, situés à l'extrémité des chromosomes. Plus le sujet vieillit, plus ils raccourcissent. Puis, dans un second temps, ils ont comparé la longueur des télomères chez des athlètes professionnels et chez des sujets du même âge, non-fumeurs, en bonne santé mais peu sportifs.

Les premiers résultats indiquent une différence notable entre les deux populations : chez les sportifs assidus, une fréquence cardiaque et une pression artérielle plus basses que chez les non-sportifs ; de même pour l'indice de masse corporelle, moins élevé lui aussi. Un cœur qui bat moins vite, une pression artérielle modérée et pas de surcharge pondérale : autant de facteurs de longévité bien connus.

Dans le détail, l'étude fait apparaître que, chez les sportifs, les télomères ne subissent pas le même raccourcissement physiologique que chez les sédentaires. L'exercice physique conduit à une activation de l'enzyme télomérase qui stabilise les télomères et protège les cellules. Plus le niveau de télomérase est élevé, plus les cellules bénéficient d'une protection biologique. D'autres études antérieures ont déjà mis en évidence, chez des fumeurs sédentaires en surpoids, la présence de télomères plus courts et une durée de vie abrégée des cellules. Le sport agit également dans la prévention de cancers fréquents : cancers du sein, de la prostate, du côlon et de l'utérus.

Pourquoi les personnes qui pratiquent une activité physique régulière développent-elles moins de cancers que les sédentaires ? Pour répondre, il convient d'analyser les mécanismes de cette protection. Excepté le côlon, les cancers de la prostate, du sein et de l'utérus sont des cancers hormonodépendants. Quand l'activité physique atteint un niveau élevé, les dépenses énergétiques augmentent, et les sécrétions hormonales se transforment, notamment la sécrétion des œstrogènes, de l'insuline, ainsi que d'autres facteurs hormonaux du tissu adipeux. Or ces hormones agissent comme des facteurs de croissance qui favorisent le développement des cellules cancéreuses préexistantes.

D'autres facteurs peuvent intervenir. Les toxiques, en premier lieu, qui ont tendance à se fixer plus volontiers dans les tissus graisseux de l'organisme. En effet, la graisse représente le lieu idéal de stockage pour ces substances nocives. Chaque jour, par le biais de l'alimentation et de l'environnement, l'organisme entre en contact avec ces éléments nocifs. Ces résidus de pesticides contenus dans bon nombre d'aliments s'accumulent peu à peu, jusqu'à atteindre un niveau susceptible de déclencher de nombreuses maladies, dont les cancers.

Éliminer un de ces résidus ne se fait pas en un jour. À titre d'exemple, il faut sept ans pour la moitié de la dose de dioxine ingérée en une fois. Ensuite, c'est une question d'arithmétique. Plus on mange, plus on absorbe de produits toxiques, tels les pesticides. Au final, le gros mangeur se trouve ainsi beaucoup plus exposé qu'un sujet qui s'alimente normalement, et ce par ce que l'on qualifie d'effet dose progressif. Dans cet esprit, les régimes « yoyo » sont à bannir : ils libèrent des produits toxiques dans l'organisme, en même temps qu'ils font fondre la graisse. Perdre du poids est une bonne chose pour la santé, à condition toutefois de ne pas sans cesse repartir de zéro en retrouvant systématiquement sur la balance les kilos perdus… que l'on aura repris, ensuite, faute d'avoir tenu bon.

Citons, pour illustrer les effets bénéfiques du sport au quotidien, cette étude française ciblée sur près de 90 000 femmes de 30 à 65 ans, et ce pendant 12 ans. Les femmes bénéficiant d'une activité physique cinq fois par semaine ont vu le risque de développer un cancer du sein diminuer de 25 %, comparées au reste de la population. D'autres estimations relatives au cancer du côlon enregistrent elles aussi un allégement de 25 % sur les risques courus. Dans les populations dites à risques (diabétiques, obèses, personnes dont des membres de la famille ont développé des cancers), la baisse enregistrée atteint 40 %. On observe également que le danger d'une récidive chute de 50 % chez les sujets qui ont déjà contracté la maladie, et qui pratiquent une activité physique soutenue. L'efficacité ne laisse donc place à aucun doute.

Mais attention : les mécanismes de prévention du vieillissement ne se mettent en route que dans certaines conditions très précises. L'activité physique doit d'abord s'exercer chaque jour, au moins trente minutes en continu, voire, idéalement, quarante minutes. Au cours des vingt premières minutes, on se contente de brûler des sucres. Le bénéfice ne se déclenche qu'au-delà de ce palier, quand on se met à brûler les graisses et le mauvais cholestérol, le LDL cholestérol. En pratique, cela signifie que, si l'on marque des pauses fréquentes, l'effort ne sert plus à rien. S'arrêter revient à mettre le compteur à zéro. D'où les résultats décevants de certains sports, comme le golf, moins efficaces que d'autres au niveau de la prévention. Que le golfeur parcoure des kilomètres à pied ne change rien : cette promenade fragmentée ne peut être comparée à une marche rapide ininterrompue de trente minutes. De même, les itinéraires en ville avec arrêt obligatoire au feu rouge ne sont pas de nature à fournir cette dose de dépense physique *non-stop* propice à l'activation de ce bouclier défensif.

Une marche rapide, la natation ou une balade à bicyclette permettent, en cas d'effort soutenu et continu, d'activer les mécanismes de prévention. Et inutile de se chercher des excuses en cas de mauvais temps ! Efficaces, les appareils d'appartement du type vélo fixe, elliptique ou tapis présentent les mêmes effets positifs que le sport en plein air. À ceux qui craignent d'être gagnés par l'ennui, et de céder à la tentation de descendre les engins à la cave, je recommande de regarder la télévision en même temps !

Il s'agit d'une évidence : le sport contribue à lutter contre le vieillissement. Les bonnes résolutions doivent démarrer le plus tôt possible. Savez-vous qu'un homme de 20 à 30 ans peut perdre jusqu'à 30 % de sa masse musculaire s'il reste sédentaire ?

Le sport sur ordonnance

La communauté médicale dans son ensemble, toutes nationalités confondues, fait bloc pour confirmer les effets bénéfiques du sport sur la santé, et son rôle déterminant dans la prévention du vieillissement. Pour des raisons réglementaires et d'assurance, les fédérations et les clubs de sport exigent un certificat d'aptitude, que doit fournir toute personne désirant pratiquer.

Je préférerais, de loin, que les choses se passent autrement. Car tous les sports ne se valent pas en matière de prévention. Seuls certains d'entre eux ont un effet direct. Et ce ne sont pas forcément les mêmes disciplines qui sont bénéfiques aux femmes et aux hommes. En fait, chacun devrait pratiquer une activité qui ne soit pas seulement motivée par une appréciation personnelle, mais dépende aussi de l'examen clinique du médecin. Il s'agirait alors d'une décision vraiment individuelle, liée à l'état de santé de chacun. Pour tel individu, il s'agira de renforcer son équilibre ; pour tel autre, l'objectif portera sur l'amélioration de ses fonctions cardio-vasculaires ou sur la solidité de ses os, etc.

Idéalement, il conviendrait d'alterner plusieurs types d'exercices au cours de la semaine, afin de répondre aux différents besoins physiologiques, et de parvenir au bon équilibre.

De ce point de vue, nous sommes là dans un concept identique à celui de la nutrition. L'aliment parfait n'existant pas, c'est l'association de différents aliments qui constitue, au quotidien, l'équilibre alimentaire. Cette bonne règle de vie bute parfois sur les difficultés que l'on rencontre pour concilier ses affinités et la discipline précisément adaptée à son état de santé. Dans ce cas, je conseille toujours de tester l'activité jugée adaptée d'un point de vue médical. Car l'attrait d'un nouveau sport s'exprime en le pratiquant, de la même manière que, selon le vieil adage, « l'appétit vient en mangeant ». Mais, en tout état de cause, l'activité choisie doit rester un plaisir, et si ce dernier n'est pas au rendez-vous, je recommande de garder le sport que l'on aime. Mieux vaut une activité pas vraiment ciblée que pas d'activité du tout !

À 70 ans, un sédentaire aspire deux fois moins d'air qu'à l'âge de 20 ans. Il doit faire travailler les muscles qui l'aident à mieux respirer et à s'oxygéner. Avec le feu vert du médecin traitant, la marche rapide ou un jogging modéré au grand air lui seront bénéfiques. De leur côté, les os profitent, eux aussi, de cette onde positive du sport. On note ainsi par exemple qu'une femme qui marche une heure par semaine réduit de 6 % son risque de fracture du col du fémur, voire de 40 % pour quatre heures hebdomadaires.

À chaque parcelle de notre corps son propre baume sportif. Le jogging, la marche rapide, la musculation ou la montée des escaliers sont recommandés pour fortifier les os, tandis que la natation ou le vélo engendreront un bénéfice moindre. Il a été observé que la densité minérale osseuse chez les gymnastes est supérieure de 20 % à celle des nageuses. Au plan cardio-vasculaire, la pratique de la natation ou du vélo est aussi efficace que le jogging ou la marche rapide.

Dans un autre domaine, la pratique du tai-chi, une heure à raison de trois fois par semaine, s'avère très utile pour travailler l'équilibre. Les études consacrées à ce sport révèlent au grand jour une efficacité sur les fonctions cognitives et sur la mémorisation. Le tai-chi agit en particulier sur les fonctions d'équilibre cérébral. Le travail de mémorisation des différentes figures contribue à stimuler des zones cérébrales spécifiques, habituellement sollicitées de façon modérée. Ainsi cette aptitude, pour un sport, à contribuer à la sauvegarde du capital cognitif est-elle particulièrement intéressante.

Limiter l'activité sportive à partir d'un certain âge ? Voilà une notion à prendre avec des pincettes. Car, une fois encore, il s'agit là d'une donnée strictement individuelle.

D'autant que l'on enregistre, par ailleurs, de grandes disparités d'un sport à l'autre. Prenons le cas du tennis, sport complet, qui sollicite à la fois l'endurance, la mobilité, les articulations et la stratégie. Une personne qui le pratique depuis toujours pourra aisément poursuivre, mais il serait autrement plus délicat de saisir une raquette pour la première fois à… 60 ans.

Mener une vie sédentaire sans activité physique, c'est aussi mauvais pour la santé que de fumer ou de boire de l'alcool de façon immodérée. Et l'inactivité constitue, à elle seule, un gros facteur de risque. Toutes les recherches médicales tendent à le prouver : la capacité aérobie des sujets sédentaires diminue de 10 % par décade. En revanche, cette capacité ne décroît que de 5 % tous les vingt ans si le sujet pratique une activité physique régulière.

Je profite de ce passage consacré au sport pour rappeler quelques règles hygiéniques essentielles. Et ne résiste pas à faire état de cette étude américaine consacrée à la propreté dans les salles de culture physique (*National Athletic Trainers' Association*), et aux risques microbiens qu'elles font courir à ceux et à celles qui les fréquentent.

Premier point faible : il s'agit d'un espace clos, et pas toujours bien aéré. Les personnes transpirent sur des appareils de musculation et des tapis dont le nettoyage n'est pas suffisamment régulier. D'où les infections fréquentes chez les sportifs. Les bons réflexes ? Passer une petite lingette désinfectante sur les poignées des appareils de musculation, et s'asseoir ou s'allonger sur sa propre serviette qu'il faudra laver impérativement au retour de chaque séance, en même temps que la tenue de gym. Une douche après l'effort s'impose, sans oublier de se laver les mains avec application. Pour les exercices au sol, l'idéal serait d'apporter son propre tapis. Et tant pis si cela peut être désagréable pour celui ou celle qui a oublié ses affaires et qui vient gentiment quémander les vôtres : il ne faut en aucun cas prêter son rasoir, sa serviette-éponge ou son savon. En s'échangeant les objets, on s'échange des microbes.

Quittons ce « sport sur ordonnance » en soulignant que toutes les études scientifiques convergent sur ce point : l'activité physique quotidienne est essentielle pour lutter contre les phénomènes de vieillissement, mais aussi contre les maladies carodio-vasculaires et les cancers. Mieux encore, lors d'un effort physique prolongé (par exemple après vingt minutes de marche rapide ou de jogging), la libération d'endorphine en petites quantités apporte une sensation de bien-être. Elle chasse le stress, l'anxiété, et permet de lutter contre les épisodes dépressifs.

Équation à punaiser sur votre bureau si vous avez tendance à y rester trop longtemps sans bouger : « Trente minutes d'activité physique par jour, des années de vie en plus. »

Enfin, une étude récente réalisée par le professeur Cesari et publiée dans la revue Jama a montré que la rapidité de la simple marche que l'on fait dans la rue est un signe de longévité. Plus on accélère le pas, plus on augmente sa durée de vie. Par exemple, un homme de 75 ans qui marche à 1,5 km/h a une espérance de vie à dix ans environ quatre fois plus faible que celui qui marche à 5 km/h.

Conclusion : la vie appartient à ceux qui marchent vite !

CHAPITRE 14

Les aliments, source de jeunesse

Du sport, des vaccins, du plaisir… soit, mais, si on mange n'importe quoi, difficile d'améliorer son espérance de vie. Or certains aliments détiennent le pouvoir d'abaisser la fréquence des maladies comme les cancers ou les maladies cardio-vasculaires. Mais, là aussi, aucune chance de bénéficier de ce bouclier nutritionnel si les aliments en question ne sont pas consommés régulièrement. Pour souligner l'importance de cette assiduité, il suffit d'imaginer un porteur de lunettes. Ce n'est pas parce qu'il les chausse chaque jour que sa vue s'améliore. Dès qu'il se retrouve sans lunettes, il renoue avec ce même problème de vue.

L'effet protecteur nutritionnel de ces aliments agit selon le même mode de fonctionnement : il convient de trouver les « bons aliments protecteurs » correspondant à des besoins spécifiques, et de les consommer quotidiennement. Afin de compléter cette notion de posologie alimentaire, je dois insister sur la « bonne dose à prendre », car seule une juste quantité permet de bénéficier d'effets protecteurs pour la santé. En dessous d'un certain seuil, aucun effet n'est observé ; au-dessus, les effets peuvent disparaître ou devenir carrément nocifs. Cette définition m'a conduit à sélectionner pour vous les aliments à la fois digestes et suffisamment gustatifs pour être consommés en quantités raisonnables, et produire leurs effets bénéfiques sur la santé. En réalité, certains ont peut-être des effets bénéfiques, mais avec des quantités nécessaires pour obtenir ces résultats incompatibles avec nos habitudes alimentaires.

La bonne posologie nutritionnelle

Prenez, par exemple, le curcuma, omniprésent dans la cuisine indienne. Des études sont en cours pour rechercher ses effets protecteurs sur le cancer. Les premiers résultats sont encourageants, même si un début d'effet (qui demande à être confirmé) serait conditionné à l'absorption de quantités journalières importantes, de l'ordre de plusieurs grammes, comme l'avance l'une des analyses menées sur le sujet. Ce qui est incompatible avec nos habitudes alimentaires occidentales.

Plus proche de nos traditions culinaires, l'ail attire l'attention de nombreux scientifiques, dont les travaux mettent l'accent sur les effets « bouclier » de ce condiment envers les maladies cardio-vasculaires et les cancers. Selon les calculs des spécialistes, 18 grammes d'ail cru, soit six gousses entières par semaine, permettent de bénéficier des incidences protectrices de l'ail sur les cancers de l'estomac et du côlon. Précision : l'enzyme bienfaitrice contenue dans l'ail est désactivée par la chaleur, donc par la cuisson. L'ail cru profite donc de propriétés supérieures à celles de l'ail cuit... plus discret en société, il est vrai. Inutile aussi de forcer sur le brossage des dents pour venir à bout d'une haleine parfumée à l'ail frais : l'odeur provient des gaz libérés au cours de la digestion. Pas facile, dans ces conditions, d'absorber les 35 grammes minimaux requis pour espérer une diminution légère du taux de cholestérol sanguin... Le passage de la théorie à la pratique ne se fait pas, on le voit, sans difficulté !

Faisons un détour par la population animale, afin de mettre en exergue l'exceptionnelle longévité des grands albatros : plus de 50 ans, soit une durée de vie tout à fait inhabituelle chez les oiseaux. Une longévité en rapport direct avec leur alimentation, annoncent les chercheurs, qui ont noté, expériences à l'appui, que ces palmipèdes marins transformaient leur comportement alimentaire en prenant de l'âge. En effet, les mâles âgés ne vont plus pêcher dans les mêmes eaux que les jeunes, ce qui laisse présumer qu'ils changent leur alimentation en vieillissant. Notons que, chez ces vieux oiseaux, l'équivalent des marqueurs classiques du vieillissement humain n'est pas du tout altéré. Il est possible que ce changement de lieu de pêche corresponde en fait à une régression de leurs performances, les grands étant moins actifs que leurs cadets à la surface de l'eau.

L'exemple des albatros suggère en somme à l'homme les principes d'une alimentation à géométrie variable, qui se modifie peu à peu avec l'âge pour coller à des besoins nutritionnels profondément modifiés au fil de sa vie.

Dis-moi ce que tu manges et je te dirai qui tu es

La façon de s'alimenter reflète en partie nos habitudes culturelles, nos modes de vie et parfois nos états d'anxiété. Des liens forts s'établissent entre notre capacité à vieillir plus ou moins vite et nos choix alimentaires. *A priori*, le problème est simple. Il suffit, pour bien se nourrir, de faire le tri entre les aliments qui font du bien et ceux qui font du mal.

En pratique, ce n'est pas si évident. Tout est question de quantité, mais aussi et surtout de donnée individuelle, de plus en plus déterminante dans les choix alimentaires de chacun. Nous savons tous que le même aliment peut entraîner une allergie chez l'un, et non chez l'autre. Un sujet peut présenter une intolérance au lactose, par exemple, quand d'autres boivent des litres de lait sans problème. Certaines personnes présentent une grande sensibilité au sel, d'autres moins.

L'idéal serait de commencer sa vie par une connaissance précise des aliments qui conviennent le mieux à son profil génétique. Certaines études scientifiques ciblées sur des petits groupes de personnes révèlent une sensibilité néfaste à tel ou tel aliment. Comme ce gène de sensibilité du cancer du côlon qui s'active uniquement en cas de consommation excessive de viande, qui concerne une très petite partie de la population. Il est donc inutile de priver tout le monde de viande. La recherche avance sur ce terrain, et il est tout à fait possible, dans les années à venir, que nous puissions connaître, dès la naissance, les aliments qui nous conviennent. Chaque être humain disposerait ainsi de son propre code-barres génétique, en fonction duquel il pourrait s'alimenter de façon optimale.

Le lien entre prévention du vieillissement et poids corporel fait aujourd'hui l'objet d'un consensus. Tous les organes sont concernés. Plus le poids augmente, plus le vieillissement s'accélère. Pour comprendre l'impact de la surcharge pondérale sur le squelette, il suffit de réaliser une petite expérience pendant une journée. Estimez tout d'abord votre propre excès de poids : 10 kilos, par exemple, ou simplement 5 kilos. Passez ensuite une journée entière avec un sac à dos ou avec deux cabas dont la charge correspond à ce poids. À la fin de la journée, vous aurez mal au dos et vous vous sentirez fatigué.

Ainsi les articulations s'usent-elles prématurément si l'on est trop lourd, et ce jour après jour, inexorablement. D'où l'importance de pratiquer des exercices quotidiens d'élongation, afin de maintenir les jeux articulaires en bon état. Quelques mouvements de la tête permettent de soulager les douleurs cervicales, comme celui qui consiste à faire dix cercles à droite, dix cercles à gauche.

Mais les risques liés à l'excès de poids ne se limitent pas au squelette. La surcharge pondérale aggrave les risques de maladies cardio-vasculaires. Elle engendre également des problèmes respiratoires, de l'apnée du sommeil, des risques de diabète, et favorise certains cancers disséminés sur diverses régions corporelles : côlon, rectum, foie, pancréas et reins. Même le cancer du sein est visé, puisqu'il a été établi qu'une femme dont l'indice de masse corporelle[1] dépasse 30 augmente de

1. Le calcul de l'indice de masse corporelle s'obtient en divisant le poids en kilos par la taille en mètre élevée au carré.

20 % le risque de développer un cancer du sein. Ainsi, pour une femme mesurant 1,65 mètre et pesant 55 kilos, son indice de masse corporelle, appelé aussi BMI, sera de 20. Entre 20 et 25, le poids est considéré comme normal. En dessous, le sujet est mince, voire trop mince. Au-dessus de 25, le sujet entre en surcharge pondérale.

Doser la vitamine D

Autre constat scientifique : un taux de vitamine D insuffisant majore les risques de cancer. Le dosage de la vitamine D constitue d'ailleurs un excellent exemple de la précision indispensable à un bon équilibre nutritionnel, et de ses effets protecteurs.

Les vitamines ne sont pas des bonbons que l'on doit absorber au hasard des accroches publicitaires, mais des médicaments qui répondent à un besoin. Si le manque peut comporter des risques, l'excès s'avère tout aussi pénalisant. Pour revenir à la vitamine D, il est possible de mesurer son taux dans le sang par le dosage de la 25 hydroxyvitamine D. Associée à une augmentation des facteurs de risques de maladies cardio-vasculaires, la carence en vitamine D va avec une augmentation des facteurs de risque de certains cancers et une fragilité osseuse.

Le traitement ? Une ampoule de vitamine D par voie orale à renouveler plusieurs fois, et ce à un mois d'intervalle selon la prescription médicale. Plusieurs raisons expliquent cette carence en vitamine D. La première cause provient du manque de soleil. Les rayons UVB provoquent sur la peau une réaction qui génère la synthèse de la vitamine D dans l'épiderme. Or nous fabriquons une quantité importante de vitamine D, laquelle contribue à l'absorption et à la fixation du calcium dans les os et les dents.

Parfois, le déficit en vitamine D se traduit par une certaine fatigue neuromusculaire. Naturellement, c'est en hiver que le soleil vient à manquer, d'où une carence plus fréquente à cette période. Les différents systèmes de protection que nous sommes amenés à mettre en place peuvent parfois se contrarier. Ainsi le fait de se protéger du soleil pendant l'été pour éviter les risques de cancer de la peau n'aide-t-il pas à fabriquer suffisamment de vitamine D. Quant aux crèmes solaires anti-coups de soleil, elles bloquent les UVB… mais empèchent aussi, en même temps, la synthèse de la vitamine D.

Heureusement, l'alimentation est source de vitamine D et permet, quand elle est suffisamment équilibrée, de pallier les carences. Certains aliments comme le foie de veau, les œufs, les sardines à l'huile en contiennent des quantités intéressantes. L'autre solution consiste à compléter ses apports en vitamine D avec des poissons gras – thon, saumon – trois fois par semaine, tout en bénéficiant des oméga 3, précieux en matière de protection cardio-vasculaire. La vitamine D favorise l'absorption et la fixation du calcium des produits laitiers et contribue à la bonne santé osseuse. Quand les apports en vitamine D ne suffisent pas à la couverture des besoins de l'organisme, les ampoules prescrites par le médecin traitant sont efficaces.

Mais l'équilibre alimentaire se doit de respecter les goûts de chacun. À défaut d'en tenir compte, on risque de franchir en permanence la ligne jaune et de ressentir une culpabilité récurrente, génératrice d'anxiété et de pulsions alimentaires compensatoires, soit l'opposé de l'effet souhaité. Plus question, ainsi, de faire subir aux enfants la cuillère d'huile de foie de morue le matin ! Et, si les goûts et les habitudes d'une personne ne la portent pas à consommer des sardines à l'huile et du foie de veau, aucun inconvénient à lui administrer une cure annuelle de vitamine D sous forme d'ampoules.

La nutrition dynamique : une alimentation à géométrie variable en fonction de l'âge

Une bonne nutrition est un facteur clé dans la prévention du vieillissement. Mais à condition que les recettes tiennent compte des différents âges de la vie. En pratique, on ne doit pas manger les mêmes choses à 60 ans qu'à 20. Il convient donc de modifier son alimentation au fil du temps, en donnant à l'organisme humain le carburant parfaitement adapté à ses besoins réels et à ses capacités d'élimination, qui, elles aussi, évoluent.

Pour comprendre ce phénomène, il suffit d'étudier les méthodes employées par notre corps pour détruire chaque jour ses déchets. Avec l'âge, les systèmes fondamentaux d'élimination se dégradent. À tel point que, si la nutrition ne suit pas, les déchets toxiques s'accumulent dans l'organisme, pouvant ainsi engendrer de nombreuses maladies. Prenons les reins, dont la taille et le poids régressent avec l'âge. Moins bien irrigués par les vaisseaux, les néphrons, unités fonctionnelles des reins, de moins en moins nombreux, ne parviennent plus à accomplir pleinement leur travail d'absorption et de rejet. En bout de piste, cette perte de fonctionnalité débouche sur des conséquences fâcheuses, dont l'une des plus connues est la diminution de notre capacité à éliminer le sel, favorisant l'hypertension artérielle.

Concrètement, les filtres naturels de l'organisme tels que les reins ou le foie perdent en performance au fil du temps. D'où cette recommandation logique, alors que les années défilent et que les efforts physiques ont tendance à s'amenuiser, d'alléger sa consommation de sel et de manger moins calorique.

Le nouveau *French paradox*

Le *French paradox* (le paradoxe français) désigne la surprenante contradiction qui existe entre les habitudes alimentaires des Français et leur santé. C'est un phénomène qui nous distingue de certains voisins d'Europe et, plus sûrement encore, de nos cousins d'Amérique ; comparés à eux, nous faisons moins d'infarctus du myocarde que les autres : 145 infarctus par an pour 100 000 Français d'âge moyen, contre 315 pour les Américains.

Deux fois moins d'infarctus du myocarde en France qu'aux USA, et ce alors que nous avons la réputation de manger gras, de compter un bistro par habitant et de tout arroser de vin rouge, voilà qui a surpris la planète entière ! Avec sa baguette, son béret et son litre de rouge à la main, le Français a intrigué bon nombre de scientifiques internationaux, comme s'ils découvraient le pouvoir inconnu de nouveaux Terriens. Les études ciblaient particulièrement le sud-ouest de la France, région réputée pour son alimentation riche en matières grasses (foie gras, confits…) et arrosée de vin rouge. Et les résultats ont laissé les étrangers plus que perplexes : un taux d'infarctus du myocarde particulièrement bas puisqu'il atteint 80 pour 100 000, soit pratiquement quatre fois moins qu'aux États-Unis !

Plusieurs explications sont avancées. La consommation modérée et régulière de vin rouge (deux verres par jour), qui agit *via* la présence du resvératrol protecteur. Autre critère évoqué, une consommation de fruits et légumes plus importante que dans d'autres régions françaises. Mais pas de certitude sur ce dernier point : si le *French paradox* ne fait aucun doute, les recherches relatives aux aliments qui en sont responsables aboutissent à des résultats contradictoires.

Deux carrés de chocolat noir par jour diminuent de moitié les risques cardio-vasculaires.

Une nouvelle explication s'est fait jour : les Français sont les plus gros consommateurs mondiaux de chocolat noir, en quantités six fois plus importantes que dans tous les autres pays ! Or c'est dans le chocolat noir que se nichent des substances très fortement protectrices. Phénomène identifié voici 2 000 ans chez les Mayas et les Aztèques, qui exploitaient déjà les propriétés médicinales du chocolat.

Très récente sous nos latitudes, cette mise en évidence des vrais atouts santé du chocolat n'a pas été simple, compte tenu du grand nombre de substances – plus de 800 ! – que renferme une fève de cacao. Deux composés ont particulièrement attiré l'attention des scientifiques : les flavonoïdes, qui rendent les artères plus souples, et les polyphénols, dont le pouvoir consiste à réduire l'athérosclérose (elle encrasse les vaisseaux).

La méthode ORAC (Oxygen Radical Absorbance Capacity) classe les aliments en fonction de leur pouvoir antioxydant. Les principaux antioxydants que l'on trouve dans l'alimentation sont les suivants : le bêta-carotène (provitamine A), la vitamine C, la vitamine E, les polyphénols, le sélénium, le zinc et le cuivre. L'indice ORAC le plus élevé atteint 314 450 pour le clou de girofle, les indices les plus bas étant inférieurs à 10. Et, sur cette grande échelle évaluatrice, le chocolat affiche un score bien supérieur à celui détenu par d'autres aliments avec un indice de 80 940 pour la poudre pure de cacao, et de 49 930 pour le chocolat noir.

En comparaison, les brocolis, pourtant si réputés pour leur bonus santé, arrivent loin derrière avec seulement 890 unités. Les polyphénols sont de puissants antioxydants. Ils disposent d'actions étonnantes sur le système cardio-vasculaire. Ils minorent l'agrégation des plaquettes sanguines, ce qui conduit à allonger le temps de coagulation, modérant ainsi les risques de thrombose. Sur ce point précis, les polyphénols agissent un peu comme l'aspirine. Ces substances permettent également un bon relâchement de l'endothélium des artères, grâce à une montée de l'acide nitrique. Elles favorisent la dilatation de l'artère par la production plus forte de prostacyclines ; tempèrent les facteurs inflammatoires artériels (baisse de la production des leucotriènes vasoconstricteurs) ; freinent la production de cytokines, d'où une meilleure protection contre l'athérosclérose.

Le bilan ultra-positif est au rendez-vous : les artères retrouvent leur souplesse, elles se dilatent mieux, et le sang se fluidifie. Effets plus que probants en matière de prévention cardio-vasculaire. Un éclairage récent venu d'Allemagne, sous la direction du professeur Tauber, traduit noir sur blanc cette action du chocolat au regard de la pression artérielle. Après une étude approfondie menée auprès de sujets âgés de 56 à 73 ans, Tauber démontre qu'une consommation quotidienne de seulement 6,3 grammes de chocolat noir aboutit, au bout de quatre mois, à une baisse de 2,9 mmHg pour la tension artérielle systolique (la maximale), et un moins de 1,9 mmHg pour la tension artérielle diastolique (la minimale). À titre d'exemple, un homme qui, au début de l'étude, affichait une tension artérielle de 18/10, dangereusement élevée, a vu celle-ci revenir dans les limites de la normale, à savoir 15/08. Cette plongée spectaculaire n'empêche en rien de consulter son médecin traitant en cas d'hypertension et de respecter les prescriptions.

Rappelons que l'hypertension artérielle représente un facteur de risque significatif d'accident vasculaire cérébral ou d'infarctus du myocarde. Plus la tension se situe dans les limites basses, mieux c'est pour la santé. De leur côté, d'autres études plus anciennes ont mis en évidence les propriétés cardioprotectrices du chocolat ; les travaux du professeur Buïjsse, en premier lieu, qui consistèrent, durant quinze années, à comparer des sujets qui consommaient environ 6 grammes de chocolat noir par jour à d'autres, qui n'en mangeaient pas. Pour information, un petit carré de chocolat servi avec le café pèse environ 5 grammes. Le constat dressé se passe de commentaire : chez les consommateurs de chocolat noir, le risque cardio-vasculaire était diminué de 50 %.

En revanche, le bénéfice de cette consommation de chocolat sur le cholestérol sanguin s'avère moins évident. Les recherches ont démontré qu'une réduction significative du LDL cholestérol (le mauvais cholestérol) de 11 % nécessitait pas moins de 75 grammes de chocolat par jour. Soit presque l'équivalent d'une tablette quotidienne… Et un supplément de 400 calories, ce qui expose à un risque d'excès de poids, précision importante, tant il convient d'éviter de remplacer un facteur de risque par un autre. Ainsi serait-il inopérant, voire stupide, de courir un risque de surcharge pondérale dans le but d'obtenir une petite baisse de cholestérol.

Je suis souvent confronté à ce dilemme en consultation. De nombreux patients viennent me montrer les bons résultats de leur prise de sang, comme un élève son carnet de notes. En traitement pour faire baisser leur cholestérol, ils se sentent rassurés par ces bonnes analyses… Mais, en ce qui me concerne, le brillant bulletin de santé ne me rassure pas tellement. Car je connais bien les comportements de relâchement qui ne manqueront pas d'accompagner ce bilan favorable. Une fois débarrassés de leur excès de cholestérol, mes patients s'estiment bien protégés. Du coup, dans leur vie de tous les jours, ils cessent de se faire violence : adieu le régime alimentaire adapté, adieu les exercices physiques ! Au bout du compte, ils ont plus perdu que gagné. Certes, ils ont baissé un facteur de risque, le cholestérol, mais ils favoriseront tous les autres, et anéantiront ainsi la barrière protectrice dont ils pensent bénéficier.

J'en termine par une précision utile aux personnes diabétiques : le chocolat ne leur est pas déconseillé, en raison de son index glycémique moyen inférieur à 50. Là aussi, on recommandera plutôt le chocolat noir dont l'index est inférieur à 25.

Quel chocolat choisir et à quelle dose ?

J'ai un rêve : que le chocolat soit remboursé un jour par la Sécurité sociale ! Que les quantités efficaces pour une bonne prévention cardio-vasculaire s'affichent en toutes lettres sur les tablettes. Mais, puisque nous n'en sommes pas encore là, je vous livre, telle une recette prescrite sur ordonnance, mes propres recommandations. Choisir un chocolat noir à la teneur la plus élevée possible en cacao – il en existe à 60 %, 70 %, 80 %, 90 % et même 100 % de cacao –, dans la mesure où votre palais l'accepte. Je conseille de démarrer avec du 60 %, puis d'augmenter progressivement le pourcentage, en douceur.

La posologie journalière recommandée est d'au moins 6 grammes. Selon les tablettes, ce poids correspond en moyenne à deux carrés par jour. Aucun danger à dépasser légèrement la dose prescrite, si vous y trouvez du plaisir. Évitez simplement d'avaler la tablette entière, qui « pèse » tout de même 550 calories à elle seule ! Traduits en valeur calorique, deux carrés de chocolat, c'est à peu près une pomme. J'insiste enfin sur le caractère quotidien, indispensable pour prétendre à une bonne efficacité préventive.

Rappelons que les chocolats, qu'ils soient blancs, au lait ou noirs, avec ou sans noisettes, ne bénéficient pas tous d'une même teneur en lipides et en glucides. Et ils n'ont pas du tout la même valeur au niveau de la prévention cardio-vasculaire. Riche en magnésium, en potassium et en phosphore, le chocolat contient aussi de la théobromine (de 250 à 500 mg/100 g) et de la caféine (70 mg/100 g) aux vertus très tonifiantes.

Vin rouge, thé, chocolat ou café ?

Vous n'y pensez peut-être jamais, mais c'est intéressant de le savoir : le chocolat noir, le vin rouge, le thé et le café ont un point commun : les phénols, présents dans chacun d'entre eux. Ces phénols sont réputés pour leurs actions antioxydantes dans l'organisme, faisant ainsi barrage à la formation de radicaux libres. Ces polyphénols sont connus pour leur action préventive au regard des maladies cardio-vasculaires, des cancers, des maladies neurodégénératives et de l'obésité, principaux fléaux agissant directement sur l'espérance de vie.

Le geste salvateur rêvé serait de se protéger contre ces maladies en consommant l'un de ces aliments. Mais hélas, en pratique, les choses ne se présentent pas tout à fait de cette manière. Les phénols représentent une grande famille composée de 500 molécules différentes, présentes dans les aliments, et dont on ignore, pour la plupart, les actions spécifiques. Parmi ces 500 substances, certaines sont spécifiquement actives dans la prévention d'une maladie, ce qui ne leur donne aucun pouvoir vis-à-vis d'autres.

Le professeur Augustin Scalbert, de Clermont-Ferrand, a créé la première base mondiale de données « phenol explorer », conçue pour répertorier les taux de phénols contenus dans les principaux aliments. Un outil très utile pour déterminer les taux de phénols précis, aliment par aliment, sans pour autant disposer, à l'heure actuelle, d'une information détaillée sur chacune des 500 molécules distinctes. Néanmoins, il apparaît que des aliments, particulièrement riches en phénols, révèlent des propriétés spécifiques dans la prévention de certaines maladies. L'étude Nutrinet santé, orchestrée par le professeur Serge Hercberg, a pour la première fois permis d'établir, à partir de 100 000 questionnaires, une évaluation des apports en polyphénols chez les Français. Le café représente 36,9 %, le thé vert ou noir 33,6 %, le chocolat 10,4 %, le vin rouge 7,2 % et les fruits 6,7 %. Ces données représentent les polyphénols bruts. Il est évident que les effets sur la santé de ce composé diffèrent en fonction de l'aliment qui le contient. Par ailleurs, le fait que cette famille comporte plusieurs centaines de molécules différentes montre qu'il convient de raisonner sur un impact qualitatif, et non seulement quantitatif. En effet, les études cliniques internationales indiquent les effets préventifs pour chaque aliment, et ce en fonction de phénols spécifiques. En voici quelques exemples.

Les pouvoirs surprenants du café

Le café noir apparaît, lui aussi, comme une source de phénols abondante, avec des composés spécifiques comme le dicaffeoylquinic acid. Une série d'études récentes montre que la consommation quotidienne de café noir, – jusqu'à 5 tasses par jour –, a une incidence sur la prévention du diabète gras de type 2. Si l'on s'en réfère à cette étude franco-brésilienne publiée dans l'*American Journal of Clinical Nutrition,* le petit noir du midi diminuerait de 34 % le risque de diabète de type 2. Et cet effet protecteur subsiste pour le café décaféiné ou sucré. Mais rien de tel, en revanche, avec le thé, la chicorée et les cafés solubles. D'après l'analyse des auteurs, les effets ne proviendraient pas de la caféine, mais de l'acide chlorogénique contenu dans les grains de café. Et il est fort possible que ce composé amoindrisse la charge glycémique du repas. De même, la lignane jouerait, elle aussi, le rôle antioxydant.

Trois tasses par jour pendant trente ans divisent par trois la fréquence du diabète gras

Ainsi la caféine serait-elle dotée d'un pouvoir stimulant, axé sur les cellules bêta du pancréas, avec un effet favorable sur la sécrétion d'insuline. La présence de magnésium dans le café agirait comme cofacteur d'enzyme impliqué dans le métabolisme du glucose. Une étude publiée en 2007 réalisée auprès de seniors habitant les régions du sud de la France démontre que le risque de prévalence du diabète de type 2 est divisé par trois chez les hommes et les femmes ayant bu au moins trois tasses de café par jour, et ce durant trente années de leur vie.

Plusieurs points clés ressortent de ces enquêtes analytiques. En premier lieu, l'effet bénéfique du café ne provient pas d'une seule molécule, mais de plusieurs. Et c'est la synergie de ces molécules contenues qui fonctionne. Il ne s'agit donc en aucun cas d'une substance pouvant être administrée sous la forme d'un comprimé, incapable de reproduire les effets chimiques complets de l'aliment. En clair, il faut boire une tasse de café pour que ce dernier fasse valoir ses effets positifs, et non pas une « pilule de café ». Certaines molécules, les phénols notamment, ne sont en fait qu'une pièce du puzzle. En pratique, c'est dans la prévention du diabète gras que les composés du café sont actifs. Sans en abuser, trois tasses de café par jour, avec ou sans caféine, donnent de bons résultats.

En abuser ou ne pas en abuser, c'est toute la question. Car l'incidence de la caféine sur la mortalité décrit une courbe en U. Les consommateurs modérés – une à quatre tasses de café par jour – bénéficient d'une baisse significative de la mortalité, de l'ordre de 10 %, tandis qu'à l'opposé les grands buveurs de café perdent tout profit : au-delà de 4 tasses par jour, l'action bienfaisante disparaît, ainsi que cette courbe en U semble l'indiquer. Ces résultats sont le fruit d'une étude prospective lancée en 1981, The Leasure World Cohort Study, étude portant sur une communauté de 14 000 retraités, et dont la mission première est de rechercher des facteurs de risque de la maladie de Parkinson. 395 décès furent enregistrés entre 1981 et 1998. La consommation de café et ses répercussions sur la santé ont fait l'objet d'un examen détaillé de 1981 à 2004. Les qualités « prolongatrices » du café tiennent à ses antioxydants spécifiques, en particulier l'acide chlorogénique. Notons que le décaféiné peut se targuer d'indices tout aussi favorables.

Mettre du vin rouge dans son eau

« Le vin, c'est le lait des vieillards », disait Platon. Simple pensée prémonitoire ? Peu importe : de nos jours, le vin rouge est souvent félicité pour son rôle dans la prévention cardio-vasculaire. Et pourtant, dans le passé, il n'avait guère la cote au tableau d'honneur des boissons liées à notre bonne forme. D'autres alcools affichaient leurs vertus en matière de santé. À tel point que certains sont allés jusqu'à mettre sur le marché des ampoules de whisky… « bon pour le cœur » !

Mais nous connaissons beaucoup mieux aujourd'hui, études à l'appui, les propriétés respectives des différents alcools, tout spécialement les quantités de phénols contenues dans chacun d'entre eux. Le vin rosé contient en moyenne 10 mg/100 ml de polyphénols, le vin blanc ou le champagne 10,4 mg/100 ml et le vin rouge 107 mg/ml.

C'est donc le vin rouge qui s'attribue la meilleure note en la matière. Mais les vins rouges ne se valent pas tous sur cette échelle-là, et une équipe de chercheurs israéliens a planché sur les teneurs en phénols de différents crus et cépages. Si le taux de polyphénols avoisine les 180 mg/100 ml pour le cabernet-sauvignon d'Aquitaine et du Bordelais, les chardonnays se contentent d'un taux moyen de polyphénols de 23,8 mg/100 ml.

Or ces cépages bourguignons interviennent dans la composition des champagnes, des vins de Bourgogne et des vins de Loire. Cette équipe de chercheurs considère que les polyphénols des vins bloqueraient l'oxydation des graisses dans l'estomac et joueraient sur le LDL cholestérol.

Deux petits verres de vin rouge par jour, et le risque d'infarctus du myocarde régresse... agréablement.

Aujourd'hui, les scientifiques tentent d'identifier les molécules actives parmi les phénols du vin. Certains travaillent sur la « delphinidine », d'autres sur « les procyaniques ». Une chose est sûre : les effets bénéfiques dans la prévention cardio-vasculaire se concentrent sur une consommation régulière et modérée de vin rouge. Il faut par ailleurs noter que ces effets ne se font pas ressentir avec le jus de raisin, car c'est la peau des raisins qui contient les phénols, l'alcool permettant de participer à l'extraction de ces composés. Le jus de raisin est riche en sucres, mais ne contient qu'une faible quantité de polyphénols.

D'autres bénéfices cardio-vasculaires du vin se font jour. Parmi lesquels la delphinidine, dont l'action vasodilatatrice stimule la production d'oxyde d'azote, augmentant ainsi le diamètre des artères. Si le diamètre de l'artère s'élargit, automatiquement, la pression diminue à l'intérieur, d'où une tension artérielle plus basse. Les polyphénols pourraient ainsi influer sur la diminution du LDL, le mauvais cholestérol. Et, une fois de plus, c'est la conjonction de plusieurs substances qui provoque les effets cardioprotecteurs.

D'autres ondes positives pourraient poindre en direction de la maladie d'Alzheimer et de sa prévention. Témoins, ces 3 000 personnes de plus de 75 ans mises au banc d'essai par l'université de Wake Forest en Caroline du Nord. Il apparaît que la consommation modérée de vin, à raison de un à deux verres par jour, diminuerait de 40 % les risques d'apparition de la maladie d'Alzheimer. Mais, encore une fois, tout bénéfice disparaît dès lors que le remède est absorbé en quantité excessive. Au contraire, le risque de contracter la maladie est doublé chez les gros consommateurs. Les répercussions positives sont donc vérifiées, mais non le mécanisme d'action qui, pour l'heure, reste inconnu.

Les « cuites » sont très nocives

Une étude réalisée par le professeur Ruidavets à Toulouse a porté sur la comparaison entre la façon de boire des Irlandais et celle des Français.

Pour cela, les chercheurs ont étudié pendant 10 ans 10 000 hommes, 5 000 Irlandais et 5 000 Français, âgés de 50 à 59 ans. En pratique, les Français boivent autant que les Irlandais : 50 grammes d'alcool en moyenne par semaine, c'est-à-dire plus de cinq verres. Mais les modes de consommation n'ont rien à voir. Les Français prennent un peu de vin rouge chaque jour, et les Irlandais consomment massivement le samedi soir.

Le résultat de l'étude a montré qu'il y avait deux fois plus d'infarctus du myocarde chez les Irlandais !

Dès lors, boire oui, se cuiter, non !

Les bonnes habitudes alimentaires des Français

Chanceux dans leurs goûts culinaires, les Français consomment à la fois du chocolat noir et du vin rouge, qui leur apportent ainsi, sur un plateau, si j'ose dire, une double ration de resvératrol, aux effets protecteurs bien connus pour la santé. D'autant que ces deux sources se révèlent complémentaires : en additionnant leurs effets, les molécules se potentialisent.

Des recherches récentes font toute la clarté sur l'impact des sirtuines, ces enzymes présentes dans l'organisme, dont la mission serait d'empêcher la détérioration de l'ADN cellulaire et de réparer les différentes mutations qui se produisent. Or certains travaux tendent à prouver que le resvératrol contenu dans des aliments comme le vin rouge ou le chocolat noir activerait les sirtuines, lesquelles sont actuellement à l'étude pour tester les fonctions de ces enzymes, en les comparant à celles obtenues avec le jeûne calorique.

Les aliments n'agissent pas seuls. C'est la conjugaison de plusieurs aliments protecteurs qui constitue une armure apte à nous préserver des maladies liées au vieillissement. Comme dans un puzzle, chacune des pièces compte. En revanche, toutes les molécules contenues dans ces aliments ne disposent pas d'un pouvoir équivalent. À cet égard, l'exemple des phénols protecteurs est éloquent. Sur les 500 molécules répertoriées, quelques-unes seulement sont en effet efficaces.

Savoir associer les aliments protecteurs et les consommer régulièrement, telle est donc la clé d'une bonne prévention.

La grenade, pour une bonne prévention

La grenade dispose d'un arsenal préventif passionnant. Le bénéfice santé s'obtient en consommant chaque jour entre un quart et une demi-tasse de jus, soit au moins 50 millilitres. La grenade est un fruit cher, qui se fait rare sur les marchés. Heureusement, elle se présente aussi sous forme de jus frais ou en bouteille. Les effets ensoleillés de ce fruit sur la santé proviennent en partie de sa forte teneur en antioxydants, et en particulier en anthocyanines. D'heureuses incidences ont été observées sur le cholestérol et sur la pression artérielle, de même que des effets neuroprotecteurs. Pauvre en calories – 65 calories pour 100 grammes seulement – mais riche en polyphénols, la grenade contient aussi du cuivre, de la vitamine B5, B6 et C. Intelligente, surtout, en matière de prévention, elle se montre utile pour lutter contre la survenue du cancer du sein : elle retiendrait dans ses grains certaines enzymes capables de modifier des facteurs hormonaux. Mais ses bonnes retombées en matière de santé concernent aussi le cancer de la prostate et la prévention cardio-vasculaire. Dans ce dernier domaine, les travaux se sont surtout focalisés sur les propriétés antiagrégantes plaquettaires, c'est-à-dire celles qui rendent le sang plus fluide.

Selon le professeur Aviram, une consommation régulière de ce fruit entraîne un repli du mauvais cholestérol (LDL) et une poussée du bon cholestérol (HDL) au niveau sanguin.

Les bienfaits de la tomate

Pauvre en calories – 20 cal/100 g –, mais hypervitaminée ! Tel est le profil dynamique de la tomate. Consommée pelée par un plongeon de quelques minutes dans l'eau chaude, elle se débarrasse de 90 % des pesticides concentrés dans sa peau.

La tomate contient entre autres du lycopène, un caroténoïde qui lui donne sa couleur rouge. Une tomate crue contient 3,2 milligrammes de lycopène. Mais, en fait, les purées de tomates concentrées et la sauce tomate en contiennent bien plus, avec un ratio de 20 milligrammes pour 125 millilitres de sauce tomate.

On en trouve aussi dans la goyave, la pastèque, le pamplemousse rose. Mais la tomate en est la principale source alimentaire. Pour bénéficier de ses atouts nutritionnels, il faut consommer au moins 6 milligrammes de lycopène par jour, ce qui correspond à 250 grammes de tomates, soit trois tomates en moyenne. Une quantité raisonnable. Le lycopène est connu pour ses propriétés anti-inflammatoires, hypocholestérolémiantes et ses effets préventifs dans le cadre du cancer de la prostate. Il a été noté que des concentrations élevées de lycopène dans le sang sont associées à un taux moindre de cancers de la prostate (10 à 20 % de moins) et de maladies cardio-vasculaires. L'un des mécanismes du lycopène reposerait sur une plus grande résistance des cellules à l'oxydation. Or ce composé a tendance à se concentrer tout spécialement dans les tissus de la prostate.

Mais pas de déductions hâtives sur un quelconque pouvoir mirifique d'une substance isolée : ces effets positifs ont été constatés pour la consommation de tomates, et non pour la prise isolée de lycopène de synthèse. Cet élément incite à penser que le lycopène interviendrait en synergie avec d'autres composés de la tomate.

Au niveau des maladies cardio-vasculaires, le bénéfice santé semble provenir d'une diminution de l'agrégation plaquettaire.

Le citron, ça réveille

Je recommande de boire un citron pur au réveil chaque matin. Effet tonique immédiat : on se sent tout de suite d'attaque et en pleine forme. Mais, surtout, on commence la journée du bon pied, en bénéficiant tout de suite des nombreuses propriétés du fruit, dont l'une des plus anciennes agit préventivement sur les calculs des voies urinaires, en particulier dans les lithiases d'oxalate de calcium. Je m'explique : c'est un peu comme si le citron agissait pour dissoudre le calcaire d'une bouilloire, en réduisant la cristallisation urinaire et, par là même, les risques de crises de coliques néphrétiques. Le citron regorge de flavonoïdes, antioxydants puissants intervenant dans la prévention des maladies liées au vieillissement. Enfin, contrairement aux idées reçues, le citron n'est pas acidifiant mais alcalinisant.

Des oméga 3 au menu

Dès 1994, en publiant *Oméga 3*[1], j'avais attiré l'attention sur leur consommation régulière. Et ce bien avant l'effet mode des oméga 3. Pour mémoire, les oméga 3 sont d'excellentes graisses protectrices pour l'organisme, que l'on puise dans la chair des poissons gras et certaines huiles. Or les acides gras (oméga 3 et 6) interviennent dans le bon fonctionnement des cellules de l'organisme.

Parmi les poissons riches en oméga 3 : le thon, le saumon, la sardine et le maquereau. Notons le faible taux d'infarctus du myocarde détenu par les Japonais ou les Inuits du Groenland, très friands de poissons gras. Mais attention : les oméga 3 sont sensibles à la cuisson. Pour bénéficier au mieux de leurs boucliers protecteurs, il convient de les manger crus ou peu cuits. Si l'on préfère les préparations telles que sashimi, sushi, tartare de thon ou de saumon, ou encore carpaccio, je recommande de congeler au préalable le poisson avant de le consommer. En effet, de petits vers appelés anisakis peuvent venir se loger dans le poisson, et provoquer des perforations intestinales. Difficile à repérer à l'œil nu, l'anisakis est détruit par la cuisson ou par la congélation.

Les oméga 3 sont également présents dans des huiles de soja, de noix ou de colza.

1. *Oméga 3*, Éditions Ramsay, 1994.

Des mûres, des framboises et des pruneaux

Je le redis, quitte à me répéter : l'aliment idéal n'existe pas. C'est la conjugaison d'un ensemble le plus diversifié possible qui apporte tous les nutriments nécessaires à une bonne santé. D'où la notion d'alimentation équilibrée, pour laquelle les recommandations du PNNS[1] sont très pertinentes. Il est aussi utile de connaître les propriétés de certains aliments saisonniers, tels que les framboises et les mûres, qui renferment des quantités non négligeables d'acide ellagique et d'anthocianines, réputés pour leur excellent potentiel antioxydant. Laissez-vous guider par leur couleur, et choisissez-les bien foncées, signe extérieur de leur richesse en antioxydants.

Disponibles toute l'année, les pruneaux contiennent des polyphénols en quantités intéressantes. Leur indice ORAC parle de lui-même : 6 552 ! De plus, la teneur intéressante des pruneaux en potassium et en vitamines, notamment B1, représente un atout santé de choix.

Le *tea time* augmente-t-il l'espérance de vie ?

Au hit-parade des boissons, le thé est la deuxième consommée dans le monde après l'eau. En Chine comme en Inde, il fait partie de la culture et du quotidien. Et il est également très apprécié en Europe et aux États-Unis, dans des proportions moindres. Il n'empêche : le thé bénéficie d'un rayonnement international. Une aubaine pour les chercheurs, qui se sont intéressés de près à l'impact,

1. Programme national nutrition santé.

sur la santé, d'une boisson aussi universelle. Le thé le plus prisé, au regard de ses bénéfices santé, est le vert, très recommandé sur le terrain cardio-vasculaire et sur celui de certains cancers. Il contribue aussi à des gencives saines. Les cancers les plus concernés sont les cancers hormonodépendants, en particulier ceux du sein et de la prostate. Comparés à ceux de la France, les taux de cancers de la prostate et du sein au Japon sont tout autres.

De là à rechercher les origines de ces écarts notables dans la boisson nationale, il n'y a qu'un pas... très vite franchi, si l'on songe que le thé vert est particulièrement riche en catéchine, puissant antioxydant réputé pour combattre les radicaux libres. Néanmoins, les études épidémiologiques manquent pour pouvoir prouver cet effet. Les catéchines réduisent l'absorption des lipides intestinaux, modifiant ainsi les profils lipidiques, agissent sur la souplesse artérielle, notamment par une production plus importante d'oxyde nitrique. Elles atténuent aussi l'agrégation plaquettaire, améliorant la fluidité sanguine.

Quelle posologie pour quels effets réels ?

Le thé vert contribue très modérément à résorber le mauvais cholestérol (LDL), sous certaines conditions. Dont la première est de bannir toute consommation occasionnelle. Les études mettent l'accent sur la régularité, indispensable pour accéder à l'effet hypocholestérolémiant du thé vert. Il convient donc d'absorber entre 1 200 et 2 300 milligrammes d'extrait de thé vert, soit 500 à 700 milligrammes de catéchine aux propriétés antioxydantes. Sachant qu'une tasse de 250 millilitres contient environ 100 milligrammes de catéchine, aucune retombée propice ne peut être espérée à moins de cinq tasses par jour.

Notons que l'action du thé vert sur la perte de poids demeure très modeste. Quant à une éventuelle action bénéfique sur la prévention des cancers, nous manquons encore d'études formelles permettant de tirer des conclusions.

Du poids en moins pour des années en plus

Moins on fait d'excès, plus on vit vieux. Mais encore faut-il savoir choisir ses aliments. Des liens de plus en plus directs se nouent entre la restriction calorique et l'espérance de vie. Les études conduites auprès d'animaux afin d'estimer l'importance de ce rapport poids/longévité ne laissent place à aucun doute sur la longue ligne de vie des petits mangeurs. Ainsi les souris dont on restreint la ration calorique gagnent-elles 40 % de vie en plus. Pour suivre un modèle plus proche de l'homme, des expériences portent actuellement sur le singe. Les professeurs Colman et Weindruch, de l'Université du Wisconsin, ont montré que les singes sous restriction calorique présentaient moins de diabète, de maladies cardio-vasculaires et de cancers.

Chez le singe : 30 % d'apports caloriques en moins donnent 20 % de vie en plus

Le fait de baisser les apports alimentaires intervient comme un facteur qui ralentit les processus du vieillissement. Pour les singes, une restriction calorique de 30 % augmente la durée de vie de 20 %. Problème : très peu de personnes sont capables, sur le long cours, de restreindre sévèrement leurs apports caloriques. Il faut un tempérament d'ascète pour résister, et plus encore pour tenir. Quand on sait que 95 % des régimes échouent, on comprend vite la difficulté de poursuivre un tel objectif. Mais ce constat ne doit pas nous empêcher de tenter de nous approcher le plus près possible de cette ambition.

Le professeur Leonie Heilbronn fut, en Louisiane, le premier à se lancer dans l'étude, chez l'être humain, des effets induits par un régime pauvre en calories, et ce durant une période de six mois. En ligne de mire, cinquante sujets âgés de 25 à 50 ans. Au commencement de l'expérience, tous présentent un excès de poids, mais sans pour autant atteindre le stade de l'obésité.

Les sujets sont alors répartis en quatre groupes. Le premier ne modifie rien à son alimentation habituelle et forme le groupe témoin. Le deuxième réduit ses apports caloriques de 25 % ; le troisième fait la même chose que le deuxième, mais en ajoutant des exercices physiques ; le quatrième doit se contenter de 890 calories par jour, soit une ration inférieure aux besoins énergétiques d'un adulte. Six mois plus tard, excepté ceux du premier groupe, tous ont perdu du poids. Mais ce sont les sujets du quatrième groupe qui, à jeun au réveil, présentent les taux d'insuline les plus bas, ainsi qu'une température corporelle inférieure à celle de leurs voisins des autres groupes. En comparant l'ADN des sujets des trois derniers groupes à celui des individus du groupe témoin, où les apports alimentaires ne sont pas limités, les chercheurs établissent ce constat : les personnes dont l'alimentation est plus pauvre en calories présentent un ADN moins endommagé par les dégâts oxydatifs.

L'excès de poids fait vieillir : 10 % de poids additionnel correspond à un vieillissement d'un an et demi

Dans les pays industrialisés, les populations tiennent l'accès illimité à l'alimentation pour une évidence. Les distributeurs proposent un large choix d'aliments à prix abordables. Premier constat : ce sont souvent les aliments les moins chers qui sont les plus caloriques. Cela explique en partie que l'obésité soit plus fréquente dans les tranches défavorisées de la population.

Dans notre culture, la faim apparaît comme un scandale intolérable. Et tant pis si les études scientifiques prouvent qu'avoir faim renforce les défenses immunitaires, diminue les risques de cancers ou de maladies neurodégénératives et que la restriction calorique augmente la durée de vie : avoir un peu faim, ne serait-ce qu'une journée, semble insupportable.

Et s'il fallait, justement, s'habituer à restreindre spontanément ses apports caloriques… en acceptant d'avoir un peu faim pendant quelques semaines ? Non pas masquer cette sensation, mais au contraire l'adopter, la connaître, vivre avec ? Tous les régimes partent de ce principe : celui qui souhaite maigrir ne doit pas avoir faim. Des coupe-faim – des sachets de protéines, notamment – lui sont proposés pour l'aider à supporter cette douloureuse sensation.

Pour ma part, je pense qu'il faut s'habituer, dès les premiers jours, à gérer cette sensation de faim, afin que le centre de l'appétit situé dans le cerveau puisse s'adapter spontanément à un apport calorique plus réduit. Le même principe est observé chez les personnes qui décident de prendre leur café ou leur thé sans sucre. Au début, elles trouvent que c'est vraiment mauvais. Amer. Mais, si elles persistent, au bout de quelques semaines, elles sont incapables de remettre du sucre ! Leur système de régulation a changé.

Restreindre son alimentation pour vivre plus longtemps et en meilleure santé est un choix de vie nécessitant un véritable apprentissage préalable. Soulignons au passage qu'en absorbant de plus petites portions on accumule moins de pesticides et de déchets dans son organisme. Certains scientifiques américains sont formels : le vieillissement est lié à cette accumulation de déchets, qui peut provoquer certaines maladies telles que la dégénérescence neurologique ou les cancers. Moins manger limite obligatoirement les apports quotidiens de certains résidus toxiques.

Mes recommandations pratiques

1. Savoir choisir les aliments que l'on aime vraiment et, surtout, consommer sans excès ceux qui n'en valent pas la peine. Chaque soir, avant le coucher, consacrez cinq minutes à l'énumération précise de tout ce que vous avez mangé au cours de la journée, absolument tout, y compris les petits grignotages. Faites ensuite la sélection des aliments plaisirs, ceux qui vous ont réellement procuré du bonheur gustatif et qui valaient la peine de prendre des calories en excès. Très vite, vous constaterez qu'ils sont très peu nombreux. Ne gardez que le meilleur d'entre eux. Reproduisez cet exercice régulièrement.

2. À table, attendez cinq vraies minutes avant de vous resservir. Faites une pause de cinq minutes au milieu de chaque plat. Deux mécanismes doivent se mettre en

marche pour que la satiété s'installe. Premièrement, l'action des barorécepteurs, des récepteurs à la pression qui se situent dans la paroi de l'estomac. Dès qu'ils sont sous tension, le sujet arrête de manger. Mais il est souvent trop tard, et l'estomac est plein. Si on attend cinq vraies minutes, le message a le temps de parvenir au niveau du centre de la satiété, situé dans le cerveau : très vite, alors, on abandonne sa fourchette !

Chacun en a déjà fait l'expérience au restaurant, quand le dessert tarde à arriver et que l'on n'a plus faim du tout : la satiété s'installe durant les longues minutes d'attente. Les restaurateurs connaissent bien ce phénomène, qui les incite à proposer la commande des desserts en début de repas ! La satiété est un élément très important dans l'adhésion au régime.

Certains aliments y contribuent largement. Le pain, par exemple, a été réhabilité dans les régimes hypocaloriques. Riche en glucides complexes, source de fibres surtout lorsqu'il est complet ou aux céréales, d'index glycémique modéré, c'est un aliment « longue satiété ».

3. Diminuer la consommation de sel qui développe l'appétit et durcit les artères.

Le sel connu pour ses qualités de conservateur et d'exhausteur de goût est très présent dans notre alimentation.

Quelques exemples de teneurs en sodium (mg/100 g). Source Ciqual

Produits/Teneur (mg/100 g)
Charcuterie (moyenne)/ 950
Jambon cru/2 090

Jambon cuit/707
Filet de bacon cuit/1 260
Cervelas/748
Lardon cuit fumé/1 554
Saucisson sec/1 940
Volailles cuites (moyenne)/ 147
Œuf/125
Fruits (moyenne)/ 2,1
Pommes de terre cuites à l'eau/2,2
Chips/707
Riz blanc cuit/1

Perdre du poids sans frustration et savoir que les fesses rebondies protègent le cœur !

À cet égard, le resvératrol est une substance très prometteuse, de surcroît présente dans deux aliments plutôt attractifs : le vin rouge et le chocolat. Le resvératrol interviendrait en reproduisant les effets bénéfiques de la restriction calorique chez les sujets ayant participé aux expérimentations médicales Cette restriction calorique s'avère plutôt délicate à réaliser, et ce d'autant que l'alimentation restreinte doit continuer à couvrir quotidiennement les besoins nutritionnels. Je recommande un bon équilibre entre les nutriments et une alimentation variée plutôt qu'une politique d'interdiction des aliments, qui mène inexorablement à des frustrations.

Mais certaines nouvelles arrivent à point pour réconforter ceux et celles qui peinent à perdre leurs kilos superflus. Les fesses généreuses protégeraient des maladies cardio-vasculaires ! C'est le résultat d'une étude dirigée par le docteur Manolopoulos, à Oxford. Les conclusions de ce chercheur sont surprenantes : le gras accumulé sur les fesses, les cuisses et les hanches participerait à la protection cardio-vasculaire. L'explication avancée ? Le gras de ces zones piègerait les acides gras nocifs circulants et libérerait une hormone, l'adinopectine, dont l'effet protecteur vasculaire a été prouvé.

À l'inverse, la graisse répartie sur le ventre a un impact négatif : la graisse abdominale largue des cytokines connues pour leur action inflammatoire, augmentant du même coup les risques de diabète et de maladies cardio-vasculaires. En pratique, mieux vaut donc, au regard de la répartition des graisses sur le corps, ressembler à une poire qu'à une pomme ! Au Canada, le professeur Aresenault le confirme : associé à un taux de triglycérides élevé, un large tour de taille aggrave le risque cardio-vasculaire.

Le subtil dosage du sucre

Comprendre l'impact santé d'un nutriment ou d'une substance chimique prend du temps. Comme pour les effets nocifs du tabac, rien ne se passe pendant trente ou quarante ans. Aucun symptôme. Mais, quand les dégâts se font jour, ils sont, le plus souvent hélas, irréversibles.

Pour essayer d'anticiper et d'évaluer l'incidence exacte d'une substance sur la santé, il faut partir de ce que l'on appelle des « situations de surexposition ». Exemple, le cas de l'amiante. Plusieurs dizaines d'années sont nécessaires pour évaluer ses retombées sur les habitants d'un immeuble. En revanche, les travailleurs exposés chaque jour à des fortes doses d'amiante développent plus vite de redoutables cancers de la plèvre pulmonaire.

Dans un tout autre domaine, le diabète entraîne inéluctablement, lui aussi, une accélération du vieillissement. Et, si elle n'est pas corrigée, l'augmentation du taux de sucre dans le sang provoque de nombreux dégâts. Une prise de sang suffit pour diagnostiquer le diabète. La normale pour la glycémie à jeun se situe entre 0,75 et 1,10 gramme par litre.

Et c'est justement dans cet écart que se situe un des secrets de la prévention du vieillissement. Il existe deux types de diabète. Le diabète de type 1 touche 10 % des diabétiques. Il concerne particulièrement les jeunes. Il est la conséquence d'une destruction progressive des cellules bêta du pancréas, lesquelles ont pour fonction de sécréter l'insuline. L'origine est auto-immune : le malade fabrique des anticorps contre son propre pancréas. Le traitement de ce diabète fait appel aux injections quotidiennes d'insuline.

Le diabète de type 2 représente 90 % des cas. Cette fois, c'est le corps humain qui, peu à peu, développe une résistance à l'insuline, et qui, de ce fait, doit en fabriquer de plus en plus afin de maintenir une glycémie constante. Conséquence : le pancréas fatigué ne produit plus assez d'insuline, il entre en insulinodéficience.

En pratique, pour le diabète de type 2, le diagnostic est posé quand la glycémie à jeun est deux fois de suite supérieure à 1,25 g/l.

Comme pour le tabac et l'amiante, ce diabète peut rester silencieux très longtemps. Aucun indice ne permet de le déceler. C'est quand le sujet entre en insulinorésistance et que la glycémie augmente, au bout de plusieurs années, que les premiers symptômes se dessinent : fatigue, amaigrissement, mictions plus fréquentes. Parfois, le diabète est découvert au détour d'une complication, telle qu'un infarctus du myocarde ou des troubles visuels.

La constatation d'un taux de sucre élevé implique de nombreux examens médicaux. Parmi les priorités : le cœur, les artères, les yeux (le diabète est la première cause de cécité), les reins... Le lien entre diabète et surcharge pondérale est fréquent.

Dans les deux types de diabète, l'excès de sucre au niveau sanguin est à l'origine d'une espérance de vie écourtée, en même temps qu'il favorise certaines maladies. Parmi les plus menaçantes : l'artérite des membres inférieurs, l'angine de poitrine et l'infarctus du myocarde, l'hypertension artérielle, les accidents vasculaires cérébraux assortis d'hémiplégies ou d'autres complications. Certains cancers surgissent plus fréquemment, touchant plus spécifiquement des organes comme l'utérus, les seins, la prostate ou le côlon. Sans oublier les cas d'ostéoporose et de fractures du col du fémur, auxquels le diabète est souvent associé.

Une simple augmentation de sucre dans le sang, et l'organisme se détraque de partout. Plusieurs organes et systèmes sont concernés au premier chef.

Les artères, en premier lieu, dont la fonction est d'apporter le sang et l'oxygène à l'ensemble des organes. Touchées par l'excès de sucre sanguin, elles s'altèrent, ce qui se traduit par un rétrécissement progressif de leur diamètre. L'organe qui se trouve sur la trajectoire manque progressivement d'oxygène, avec douleurs en prime (crampes dans les jambes, douleurs à la poitrine en marchant...). Jusqu'au jour où l'artère est obturée, et là, c'est le drame.

L'excès de sucre accélère l'usure des artères et des systèmes nerveux en touchant toutes les fonctions de l'organisme, de la vue jusqu'à la filtration rénale. La circulation sanguine se détériore progressivement pour altérer toutes les fonctions.

Des chercheurs ont montré que, chez les diabétiques, les fonctions de réparation cellulaire fonctionnent moins bien, les dégâts oxydatifs sont plus marqués. L'ADN cellulaire accentue sa dégradation, d'où leur plus grande sensibilité aux mutagènes et donc aux agents cancérigènes. Nous comprenons ainsi l'origine de certains cancers, plus nombreux chez les diabétiques. La maladie d'Alzheimer est également plus fréquente.

Le diabète attaque sur tous les fronts. Au niveau de la qualité de la vie, l'excès de sucre dans le sang est responsable de nombreux effets comme l'impuissance sexuelle ou les rides précoces. De toute évidence, un diabétique qui cumule les facteurs de risque tels que le tabac et des expositions prolongées au soleil fera beaucoup plus âgé que son âge réel.

En somme, le sucre, carburant indispensable à notre vie, devient carrément dangereux dès lors qu'il dépasse un certain seuil, au-delà duquel des effets de glucotoxicité se manifestent. Plus la glycémie est basse, plus l'organisme va se trouver protégé d'un vieillissement précoce. C'est pourquoi il est préférable de se situer dans la fourchette basse de la glycémie. Dans cette optique, il est possible de s'inspirer des mesures hygiénodiététiques données aux diabétiques.

Le taux de sucre varie d'une personne à l'autre. Deux individus du même âge et du même sexe, pratiquant la même activité physique, avec un poids égal et des apports alimentaires identiques présenteront des taux différents de sucre dans le sang. C'est la génétique qui fait la différence, certains chanceux bénéficient d'une meilleure tolérance.

Mais gardons à l'esprit le caractère primordial que revêt l'activité physique : trente minutes de marche rapide par jour permettent de contenir certains taux jugés trop élevés. Bien entendu, cette activité physique se doublera d'une consommation modérée en sucre. Surtout, il convient de limiter les sucres rapides, tels que les boissons sucrées (les boissons *light* à base d'édulcorants sont une bonne alternative), les confiseries, les glaces, les confitures… Les sucres proviendront en priorité d'aliments comme le pain, le riz, les pâtes, les légumes secs… Dans tous les cas, il est préférable de se tenir à trois repas par jour et d'éviter le grignotage.

L'index glycémique des aliments : une boussole pour bien se nourrir et se préserver du vieillissement

L'index glycémique indique, par une mesure précise, la capacité d'un aliment à augmenter la glycémie après un repas. Il part d'une référence : le glucose pur (IG = 100). Le niveau de sucre dans le sang est d'une importance capitale par rapport à la prise ou à la perte de poids. La glycémie qui apparaît après la digestion induit, par le biais du pancréas, la sécrétion d'une hormone, l'insuline.

L'index glycémique le plus élevé est de 100. Évalués à partir de ce repère de base, les aliments sont classés en index glycémique (bas, moyen ou élevé), selon qu'ils entraînent, dans le sang, des taux jugés bas, moyens ou élevés. Il est important de connaître les aliments les mieux situés sur cette échelle évaluative. Et ce en tenant compte de la façon dont ils sont préparés et consommés. Car, selon son mode de préparation, un même aliment peut présenter un index glycémique différent.

Surveiller chaque année son taux de glycémie à jeun permet de disposer d'un excellent indicateur, afin d'éviter toute usure ou tout vieillissement prématuré de l'organisme.

Quelques exemples d'index glycémiques

Glucose : 100
Miel : 93
Riz cuit à l'eau : 58
Baguette tradition : 57
Pâtes cuites à l'eau : 45
Chocolat au lait : 42
Chocolat noir : 25

TROISIÈME PARTIE

Se soigner soi-même, à la pointe de la recherche médicale

La révolution est en marche : au XXIe siècle, l'homme se soignera lui-même, armé d'un diagnostic sur mesure et d'une thérapie adaptée à son profil. Le médecin, ce sera chacun d'entre nous, capable, alors, de produire ses propres antidotes et de sauver sa vie toujours plus longue. À la veille de ces grands enjeux, prenons la mesure de cette « autogestion » médicale. Il est possible, dès maintenant, de freiner le vieillissement en le gérant soi-même, et ce le plus tôt possible. Soyons responsables, actifs, tenons le gouvernail de notre propre jeunesse. Informé et compétent, l'être humain d'aujourd'hui bénéficie des prémices de grandes découvertes à venir. Il commence sa vie quand ses grands-parents la terminaient : à 60 ans.

CHAPITRE 15

Quand l'homme devient sa propre médecine

L'enjeu, la clé de notre longévité, envisagée sous l'angle d'une médecine personnalisée, c'est le système immunitaire.

Plus on avance en âge, plus l'immunité diminue. Une personne âgée peut mourir d'une grippe, simplement parce que les anticorps font défaut, à la fois en quantité et en qualité. C'est justement à l'heure où l'organisme en a le plus besoin que ses défenses immunitaires deviennent insuffisantes. Avec le cumul des années, les cellules cancéreuses apparaissent de manière plus fréquente, le corps humain devient plus sensible aux bactéries et aux virus. Un bon système immunitaire reste le bouclier le plus sûr pour garder la santé. Il est performant chez les juniors (en général), mais déficient chez les seniors : un clivage à l'origine de la montée en puissance, avec l'âge, des maladies graves.

La mission du système immunitaire : défendre l'organisme contre les agressions

Les cellules immunitaires agissent un peu comme une armée défensive, dont l'objectif est de repousser d'éventuels assaillants. Ainsi, elles effectuent des patrouilles permanentes au sein de notre corps, afin de détecter les éléments étrangers qui risqueraient de le mettre en péril. À chacune sa mission. Certaines sont chargées d'identifier les intrus, quand d'autres s'activent pour les éliminer. Si ces systèmes font défaut, la vie est en danger, à la merci d'une cellule dangereuse pouvant se multiplier.

Or le système immunitaire décline progressivement avec l'âge. Exemple, le thymus, organe situé à la base du cou qui sert de lieu de maturation aux lymphocytes T et intervient également dans la protection des maladies auto-immunes. Eh bien, au fil des ans, le thymus diminue à la fois en taille et en fonctionnalité. Cette qualité amoindrie du système immunitaire ne va pas seulement jouer sur la poussée des maladies infectieuses. Par exemple, chez les plus de 65 ans aux États-Unis, la grippe et la pneumonie représentent la cinquième cause de mortalité. Et ce en dépit des vaccinations, fortement conseillées dans cette tranche d'âge, notamment celle contre la grippe saisonnière. Les médecins l'ont noté : globalement, ces vaccins marchent moins bien que chez les sujets plus jeunes.

L'explication est simple : c'est précisément sur la stimulation du système immunitaire que repose le principe de la vaccination. Mais stimuler un système déficient comporte des limites. Les cellules immunitaires gardent en mémoire les agents infectieux rencontrés quand le sujet était jeune, et cette mémoire immunitaire décline avec l'âge.

Cette constatation soulève un véritable problème. En effet, tout organisme humain est exposé, durant sa vie, à de nombreux agents microbiens contre lesquels il sait se défendre. Suite à ces attaques, il garde dans ses lymphocytes spécialisés le profil précis des attaquants, ce qui lui permet de réagir au quart de tour s'ils se présentent à nouveau. Cette immunité peut se construire spontanément, ou à la suite de vaccinations ciblées.

On pourrait s'attendre à ce que le sujet âgé, fort de tous ces assaillants qu'il a su vaincre dans le passé, dispose d'une mémoire bibliothèque exceptionnelle lui permettant de mieux se défendre contre des virus ou des bactéries dangereuses. Cette donnée théorique se vérifie peu dans la pratique, en raison d'une capacité amoindrie, avec les années, de la mémoire immunitaire. En somme, l'individu finit par oublier les combats qu'il a menés et ne parvient plus à se défendre correctement. Bien sûr, il s'agit d'une baisse de mémoire progressive, et plus ou moins marquée selon les sujets, qui ne vieillissent pas tous de la même façon.

Il est possible que certains souvenirs immunitaires tiennent mieux la distance que d'autres. Témoin, ce constat établi par les scientifiques lors de la récente alerte sur la grippe dite mexicaine : un certain nombre de personnes ayant rencontré le virus de la grippe espagnole en 1918 gardaient encore, malgré leur grand âge, la trace de cette maladie à travers leurs anticorps ! La baisse de performance du système immunitaire liée à l'âge se lit au cœur même des cellules : les télomères[1] de ces cellules raccourcissent. La maladie d'Alzheimer fournit un exemple redoutable de cette atrophie : lors de travaux réalisés chez les patients atteints de ce mal, dont on ignore toujours l'origine, il a été noté une nette réduction de la longueur des télomères des lymphocytes T.

Si l'on excepte les cancers et les maladies infectieuses, l'impact du système immunitaire intervient également sur les maladies cardio-vasculaires. Certaines infections, les chlamydiae notamment, contribuent au rétrécissement de certaines artères. De nombreux phénomènes inflammatoires influent par ailleurs sur l'état des vaisseaux sanguins, sur lequel le système immunitaire joue un rôle indéniable. L'état du système immunitaire d'une personne est un bon marqueur de son pronostic de vie en bonne santé. Une équipe de scientifiques vient de le confirmer, en analysant la longueur des télomères des cellules T au regard de la longévité des sujets de plus de 65 ans. Plus la taille des télomères est courte, moins la durée de vie sera longue. D'où une forte corrélation entre l'espérance de vie en bonne santé et l'état du système immunitaire.

1. Comme on l'a vu, les télomères sont des éléments situés dans toutes les cellules de l'organisme. Ils sont localisés aux extrémités de chacun de nos chromosomes. La longueur des télomères est le facteur qui détermine la durée de vie des cellules. Plus ils sont courts, plus la durée de vie de la cellule se réduit. Le stress, par exemple, contribue à les raccourcir. Ils peuvent être réparés par une enzyme : la télomérase.

Pourquoi et comment notre système immunitaire s'affaiblit avec le temps

Certains facteurs bien connus accélèrent la baisse de l'immunité. Une mauvaise alimentation altère l'efficacité de nos défenses, tout comme le manque de sommeil et le stress. D'autres facteurs collatéraux interviennent en fragilisant l'organisme, ou par une apparition plus fréquente des maladies infectieuses ou des cancers. Le diabète, par exemple. Les sujets diabétiques sont plus vulnérables aux infections virales ou bactériennes, plus fréquemment touchés par le cancer. Enfin, certains traitements médicamenteux amplifient notre sensibilité aux infections : les traitements par la cortisone au long cours, ou les chimiothérapies anticancéreuses.

Le vieillissement s'accompagne ainsi d'un véritable remodelage du système immunitaire. Un remodelage… dans le mauvais sens. *A priori*, on aurait pu penser que l'âge interviendrait comme un élément favorable au système immunitaire. Il n'en est rien : l'organisme dispose de lymphocytes qui possèdent une fonction mémoire. Ces cellules mémorisent les infections antérieures, et nous aident à réagir plus vite et plus fort si ces agresseurs microbiens se présentent à nouveau. C'est vrai chez les sujets jeunes, mais plus chez les sujets âgés.

Non seulement le nombre de ces lymphocytes B mémoire diminue avec l'âge, mais ceux qui subsistent sont de moins bonne qualité. Certains lymphocytes dénommés NK, présents dans l'organisme, agissent en tueurs, avec, pour cible favorite, les cellules cancéreuses. Hélas, à cause du cumul des années, ces lymphocytes

NK régressent, eux aussi, en nombre et en qualité. D'où une plus forte exposition aux cancers.

Les cellules immunitaires, gardiennes de la sécurité et de la bonne santé de notre organisme… assurent alors une protection partielle qui laisse la voie libre aux cellules indésirables, encouragées à se développer. Et, comme la vaccination devient, elle aussi, moins protectrice du fait de ce déficit immunitaire, le patient vulnérable se trouve pris dans un cercle vicieux, jusqu'à, dans le pire des cas, engager son pronostic vital. Rappelons que les décès consécutifs à la grippe sont six fois plus fréquents chez le sujet âgé.

Cette érosion des défenses immunitaires intervient à deux niveaux.

En premier lieu, les infections deviennent plus fréquentes, et les cellules cancéreuses non éliminées par un système immunitaire performant ont tout loisir de se développer.

En second lieu, si la maladie s'est déjà déclarée et qu'elle s'aggrave, les défenses immunitaires baissent encore un peu plus la garde et se font déborder facilement. Quant aux traitements lourds destinés à venir à bout de la maladie, ils sont souvent mal supportés. Parfois, d'ailleurs, les sujets âgés décèdent des complications liées au traitement lui-même.

Pas de médicaments pour renforcer l'immunité

À l'heure actuelle, il n'existe pas de médicaments capables de consolider l'immunité. Il a été simplement observé que les sujets en activité se défendent mieux que les sujets inactifs, sans que l'on en saisisse les raisons exactes. Par ailleurs, le stress rend le système immunitaire plus vulnérable. Selon une équipe de chercheurs canadiens, des animaux vivant en milieu protégé présentent 15 % de cancers seulement, contre 75 % chez les animaux immergés dans une ambiance stressante. Les substances émises lors du stress – l'adrénaline ou le cortisol – opéreraient au niveau du système immunitaire.

D'autres travaux montrent qu'une future maman soumise à un stress chronique augmente le risque que son enfant souffre d'allergies, engendrées par les perturbations immunitaires au cours de la grossesse. Dans un tel cas, on a relevé un taux anormalement élevé d'immunoglobuline dans le sang du cordon ombilical qui signe ces allergies. C'est un principe irréfutable : la tension, l'angoisse rendent plus vulnérable aux infections. De même l'herpès ou le zona apparaissent-ils plus volontiers chez le sujet oppressé. Et on note qu'une femme porteuse d'une lésion virale du col de l'utérus (les papillomavirus) augmentera son risque de développer un cancer du col de l'utérus si elle est stressée.

La prochaine médecine renforcera les défenses immunitaires de l'organisme

Pour pallier la chute inexorable du système immunitaire liée à l'âge, une équipe européenne a eu l'idée de prélever chez le sujet en bonne santé des cellules immunitaires afin de les réinjecter plus tard, le jour où son système immunitaire viendrait à faire défaut. Il s'agit tout d'abord de recueillir les cellules immunocompétentes, et, pour cela, il existe un choix entre deux procédés distincts. Le premier consiste à faire une simple prise de sang, équivalente à un don de sang de 400 centimètres cubes (l'acte médical dure dix minutes), et à récupérer, à partir de cet échantillon, environ 400 millions de cellules immunitaires.

Le second repose sur une prise de sang sous forme de cytaphérèse : les cellules immunitaires du patient sont prélevées en faisant passer le sang du donneur dans un séparateur de cellules automatisé. Ce séparateur permet, par centrifugation, de séparer les cellules immunitaires, puis de les récupérer. Sont ensuite restitués au patient tous les autres éléments du sang, tels que les globules rouges. Cette technique autorise à ne récupérer que les cellules immunitaires, et rien d'autre. Le prélèvement dure deux heures. Il ne comporte aucun risque, puisque la totalité du sang passe à travers le filtre d'une machine et qu'elle lui est restituée simultanément.

L'avantage de cette technique : disposer en une fois de trois milliards de lymphocytes, ce qui constitue une excellente réserve. Le même nombre de cellules peut être obtenu par la prise de sang simple, à condition d'effectuer plusieurs prélèvements, espacés au fil des mois. Une fois les cellules prélevées, elles sont l'objet d'un contrôle strict au laboratoire, au niveau tant qualitatif que quantitatif. Les biologistes procèdent alors à des analyses de routine, pour s'assurer que tous les paramètres de sécurité sont au vert (dépistage du sida, des hépatites…).

Le stockage peut alors commencer. Effectuée dans de bonnes conditions, la conservation des cellules sera parfaite. Récemment, il a été constaté que des cellules prélevées il y a 25 ans pouvaient être décongelées sans problème, pour se révéler parfaitement performantes. Le système est le suivant : stockées dans des poches hermétiquement closes, les cellules sont identifiées par la pose de codes-barres, avant d'être congelées dans un milieu qui contient des cryoprotectants, c'est-à-dire des compositions de substances complexes qui les protègent.

Les cellules sont ensuite plongées dans une atmosphère de vapeur d'azote à -196° C. À ce niveau de température, extrêmement précis et important pour assurer une parfaite conservation, on observe la suspension de tous les processus biologiques.

Pour bien comprendre les raisons qui motivent une température négative à trois chiffres, il suffit d'observer le processus de conservation de la viande dans un congélateur (- 30° C). Au bout de plusieurs années, la viande est profondément altérée : non seulement le niveau de froid est insuffisant, mais, en outre, les processus de dégradation liés au temps ne sont pas arrêtés. Tout juste ont-ils été ralentis. En revanche, à -196° C, les tissus, les cellules restent intacts, sans la moindre altération. Plus aucun phénomène biochimique ne se produit. À cette température constante, la conservation cellulaire est parfaite.

L'autre question posée par les chercheurs, en l'espèce, est de savoir comment et quand décider de réinjecter à un patient ses propres cellules immunitaires. Pour cela, il suffit de mesurer, lors du don de sang, puis tous les cinq ans par un contrôle sanguin, le niveau des défenses immunitaires de l'organisme.

Devenir sa propre médecine

Le nouveau système de contrôle expérimental s'appelle l'immunorama. Il donne l'état des lieux précis des défenses immunitaires de l'organisme, le nombre de « soldats » disponibles, et leur niveau d'entraînement pour défendre le corps humain. À partir du résultat de l'immunorama, il peut être décidé d'injecter systématiquement les anticorps du sujet, de façon préventive, quand la jauge devient trop basse.

Dans d'autres cas, c'est l'apparition soudaine d'une maladie mettant en jeu le pronostic vital qui nécessitera l'injection après avis médical. Les anticorps prélevés des années plus tôt lorsque le sujet était en bonne santé vont alors participer activement à la défense de l'organisme en danger. En ce sens, le patient devient sa propre médecine.

Imaginons un sujet qui décide, à 50 ans, alors qu'il est en pleine santé, de stocker ses propres cellules immunitaires, soit, au total, trois milliards de cellules à disposition. Trente ans plus tard, à 80 ans, il disposera, si le besoin se fait sentir, de l'immunité d'un homme en pleine santé.

L'ampleur du concept mérite que l'on marque une pause : il ne s'agit en rien d'une petite injection anti-âge, du genre botox ou acide hyaluronique, un de ces coups de pouce à la jeunesse qui boostent le moral en gommant les rides. Non, il s'agit d'une injection de cellules qui permet à un organisme vieillissant de recouvrer sa vaillance d'autrefois, par l'injection des cellules de son propre sang d'homme jeune ! Une machine biologique à remonter le temps.

Soulignons qu'il existe une technologie capable de dynamiser la performance de cette réinjection des cellules immunitaires. En effet, il apparaît désormais possible de séparer différentes populations cellulaires de lymphocytes préalablement conservées dans la poche sanguine. Les techniciens de laboratoire savent maintenant cultiver et amplifier celles qui s'avèrent les plus adaptées au contexte biologique et clinique. La séparation et l'amplification durent environ trois semaines.

Bien sûr, moyennant un coût supérieur, ces méthodes pourront être appréhendées lors du stockage. Dans la réalité biologique, il s'agit de lymphocytes T ou NK par exemple, qui sont sélectionnés, en passant par la méthode dite des billes magnétiques, dans le laboratoire. Les lymphocytes NK sont des lymphocytes tueurs, notamment de cellules cancéreuses. À partir du prélèvement, la technique permet de les sélectionner, de les cultiver afin de les multiplier. Et de disposer, au final, d'une armée de « soldats spécialisés » efficaces, prêts à s'engager dans la lutte contre certains cancers.

Le potentiel régénérateur des cellules

Les recherches ouvrent également d'autres voies. Au cours du prélèvement sanguin, des cellules souches mésenchymateuses pourraient, à leur tour, être sélectionnées. Les cellules souches constituent un espoir thérapeutique pour les prochaines décennies, en ce sens qu'elles représentent une possibilité de médecine régénératrice.

Les cellules souches détiennent le pouvoir de régénérer, de reconstituer un organe défaillant. Encore présent dans toutes les mémoires, l'exemple de la brebis Dolly est là pour nous inviter à la vigilance : jusqu'où ces cellules souches peuvent-elles nous mener ? N'y a-t-il pas un risque que le spectre du clonage humain ne devienne réalité ?

De nombreux débats agitent tant les autorités que les scientifiques, qui siègent dans les comités d'éthique de leurs pays respectifs. Problème : la législation change quand on passe les frontières, et la recherche sur les cellules souches d'origine embryonnaire se voit interdite dans certains États mais autorisée dans d'autres. Vérité d'un côté des Pyrénées, contrevérité de l'autre… Le « non » est de mise dans les régions où la religion chrétienne s'impose, tandis qu'à l'opposé, par exemple, le continent asiatique l'adopte sans même en discuter.

Selon les traitements dont elle va bénéficier, une cellule souche peut devenir n'importe quel organe : foie, cœur, poumon… La tentation est grande de les réinjecter pour venir en aide à un organe malade. Ainsi, des essais ont été effectués pour des sujets souffrant d'insuffisance cardiaque, par l'injection de cellules souches au niveau du myocarde.

Des banques de cellules (situées hors de la France) proposent de stocker les cordons ombilicaux des nouveau-nés – riches en cellules souches – afin que l'enfant ou l'adulte puisse disposer, plus tard, de « pièces de rechange » en cas de besoin. Toutefois, contrairement aux cellules immunocompétentes, d'ores et déjà opérationnelles, les cellules souches ne le sont pas encore. D'immenses progrès restent donc à accomplir avant de bénéficier un jour de la médecine régénérative.

De nombreux essais, indispensables, permettront alors de déterminer les méthodes de sélection de ces cellules souches, et la manière de les utiliser de façon efficace. Pour l'heure, les premiers travaux font apparaître, dans certains cas, un risque de cancer lié à leur utilisation. Ce qui n'est évidemment pas le but recherché. Mais cette recherche sur les cellules souches pourrait bien nous apporter un éclairage intéressant, voire déterminant, à propos du cancer.

Chapitre 16

Phénix : science-fiction et vieillissement

Tenter de décrocher la lune permet de découvrir des étoiles. Depuis toujours, la science-fiction a ouvert des territoires inconnus, lesquels ont servi de trajectoire et d'accélération à la science. Jules Verne n'a-t-il pas imaginé que nous marchions sur la lune bien avant la conquête spatiale ?

En 50 ans, les découvertes scientifiques et médicales ont été plus importantes que celles réalisées depuis l'aube de l'humanité. Ce qui était de la science-fiction voilà un siècle est devenu réalité. Le scanner, l'IRM, les appareils de fibroscopie permettent de visualiser l'intérieur de l'organisme, un défi impensable auparavant. Mises au point récemment, des gélules que l'on avale, munies de microcaméras, filment les parois internes de l'intestin grêle.

En un temps record, les examens biologiques de laboratoire établissent des diagnostics performants. On sait désormais déboucher une artère du cœur sans avoir à ouvrir le corps ; traiter des lésions graves de l'œil avec de la chirurgie laser ; implanter des prothèses quand l'os fait défaut. C'est une évidence : l'accélération incroyable des progrès fera surgir des avancées spectaculaires qui, pour l'heure, ne sont même pas envisageables.

Il y a 60 ans, les hommes et les femmes mouraient par millions de la tuberculose, vécue alors comme une fatalité. Puis sont apparus les antibiotiques, qui ont réglé le problème. Définitivement.

Au début de mes études de médecine, je me suis retrouvé externe dans un service de gastro-entérologie, dont l'activité principale reposait sur le traitement des ulcères gastriques. Les patients affluaient, reçus parfois en urgence pour des perforations gastriques entraînant des péritonites, voire des hémorragies internes qui engageaient le pronostic vital. La thérapeutique comportait alors beaucoup de chirurgie, de la section de certains nerfs à des amputations partielles ou totales de l'estomac, condamnant le patient à se nourrir de microrepas et à endurer des troubles digestifs jusqu'à la fin de ses jours. On avait alors pour habitude de compléter le traitement en adressant le patient au psychiatre, l'ulcère gastrique étant assimilé à une maladie psychosomatique. Quelques années plus tard, un chercheur a découvert un germe dont nous avons déjà parlé, l'*Helicobacter pylori,* responsable de ces « trous dans l'estomac » à l'origine de l'ulcère gastrique. Et un traitement antibiotique suffit aujourd'hui à le faire disparaître.

« N'attendez à demain, cueillez dès aujourd'hui les roses de la vie » (Ronsard)

C'est une forte probabilité : dans 200 ans au plus, nous saurons parfaitement guérir des maladies aujourd'hui mortelles telles que l'Alzheimer, les cancers, les Parkinson et le sida.

Déjà, les premiers progrès ont permis d'allonger l'espérance de vie. Dans les pays industrialisés, elle atteint désormais (en moyenne) 77 ans pour les hommes et 85 ans pour les femmes. Forts de ces limites toujours repoussées, beaucoup d'entre nous fonctionnent avec une sensation de temps infini, similaire à celui éprouvé dans l'enfance. Une impression positive, certes, mais qui n'est pas sans effets pervers, comme cette fâcheuse tendance à la procrastination, soit, en langage courant, à remettre au lendemain ce que l'on pourrait faire le jour même. À la longue, ce réflexe conduit à ne rien faire du tout et à laisser filer le temps. Par ailleurs, je suis toujours surpris de recevoir dans mon cabinet des personnes qui consultent beaucoup trop tard, pour contrer la maladie grave dont elles souffrent. Un an plus tôt, le pronostic aurait été meilleur.

Un jeu pour savoir son âge

Afin de mieux percevoir le temps qui passe, je propose un petit calcul mathématique. Partez de votre âge actuel (55 ans par exemple). Puis, selon votre sexe, sélectionnez l'âge moyen maximal en bonne santé. Soit, pour un homme, 72 ans. Faites alors la soustraction 72 – 55 = 17 ans. Dans cet exemple, c'est le temps qui vous reste en moyenne à vivre. Après ce petit calcul, remémorez-vous les dix-sept dernières années qui se sont écoulées. À coup sûr, vous aurez le sentiment qu'elles sont passées comme un éclair ! Il vous suffit alors d'imaginer les dix-sept prochaines années, pour réaliser à quel point le temps passe vite.

Cet exercice n'a pas pour objectif de déclencher une vague d'anxiété ou de pessimisme, mais, au contraire, de mieux adhérer au présent, de profiter intensément de chaque minute de la vie. Par ailleurs, le même calcul est aussi très utile aux personnes qui, par avarice, se privent en permanence, se justifiant avec des « on ne sait jamais » et des « ce sera pour les enfants plus tard ». Je m'adresse à eux, et leur propose le même décompte, mais avec une variante. En premier lieu, faites le calcul des années qui, théoriquement, vous restent à vivre et dressez, en parallèle, un bilan de ce que vous possédez à ce stade.

Arriverez-vous à tout dépenser ? Les données génétiques de transmission sont les suivantes : votre arrière-petit-fils ne dispose que de 1 % des gènes de votre arrière-grand-père, et, souvent, les gènes résistants ne sont pas les plus sympathiques (l'hémophilie par exemple). Quant à la transmission culturelle, elle ne résiste pas toujours aux dommages du temps. Pas plus que les héritages, qui, entre impôts et crises financières, fondent comme neige au soleil. À l'attention de tous mes lecteurs, j'adresse ce message clair : vivez intensément le présent… tout en veillant sur votre santé.

La conservation des organes : une réalité

Ces dernières années, des pas de géant ont été accomplis dans la conservation des tissus humains. Nous avons la maîtrise de la congélation des embryons en vue de futures implantations, nous savons conserver des spermatozoïdes et des ovocytes. Les choses avancent vite : les organes en attente de transplantation (cœur, reins, cornée) sont sans cesse mieux préservés ; la peau gardée pour une future greffe bénéficie d'une conservation optimale jusqu'à dix ans.

La sauvegarde des organes par le froid bute sur un obstacle majeur : la formation de cristaux qui détruit les cellules au moment de la congélation. La découverte de la vitrification a ouvert de nouvelles perspectives. Ce procédé consiste à remplacer les substances liquides contenues dans un organe – le sang notamment – par des protéines antigel biologiques qui empêchent la formation de cristaux lors de la mise en température basse.

Une étude récente a prouvé qu'un cœur de rat, ainsi préservé, était capable de repartir au bout d'un mois. Cet exploit, *a priori* impossible, devient réalité pour la première fois. Mais rien n'est totalement joué, et les recherches se poursuivent pour arriver à de nouveaux antigels biologiques de plus en plus performants. Je l'ai souligné dans la première partie de cet ouvrage : certains animaux, comme les tardigrades, offrent un modèle d'étude parfait. Ils sécrètent des antigels biologiques puissants contenant entre autres du glycérol, qui les gardent intacts plusieurs centaines d'années. Les bénéfices de ces recherches permettront, en priorité, d'augmenter la durée de conservation des organes en attente de transplantation, et ainsi de pallier, au moins partiellement, la carence d'organes.

De nombreuses publications signalent par ailleurs l'existence d'êtres vivants capables de survivre au grand froid. Parmi les cas les plus spectaculaires, celui d'un bébé canadien de 13 mois qui, en mars 2001, était sorti de la maison pendant le sommeil de ses parents, vêtu d'une simple couche en plein hiver. La petite fille, Erika Norby, a ainsi passé des heures sans vêtements, sous un froid polaire, jusqu'à ce qu'on la retrouve, vivante, alors que sa température corporelle était tombée à – 16 °C. Habituellement, une telle température provoque un arrêt cardiaque. Et, pourtant, la petite fille a survécu. Un réchauffement et une réanimation ont suffi à réveiller son organisme.

De nombreux autres cas d'hommes et de femmes toujours en vie après des heures, voire des jours de froid intense, existent, sans que l'on en détienne l'explication. En 2010, l'équipe du professeur Roth a publié des travaux scientifiques qui ouvrent peut-être une nouvelle voie sur la compréhension de l'excellente conservation de certains organismes vivants au froid. Il a ainsi étudié une population de vers de terre et de levures qui résistent très bien aux basses températures.

Bénéficier, bientôt, d'une mémoire immunologique ?

Les scientifiques travaillent actuellement sur cette thématique toujours un peu délicate au plan humain, qui consiste à prélever sur les morts ce qui peut être utile, voire indispensable à la santé des vivants. Ainsi du don d'organe, bien sûr, mais aussi, pourquoi pas, demain, du don d'anticorps qu'il serait possible de stocker et de conserver au profit de ceux qui en auront besoin.

Ces scientifiques planchent donc sur les champs d'application aptes à conserver dans de bonnes conditions et sur le long terme les corps humains de personnes qui viennent de décéder. Il s'agirait de procéder, juste après le décès, à une vitrification et à une cryoconservation ultrarapides, afin de préserver au mieux les tissus. Plusieurs perspectives à la clé.

Ainsi sauvegardée, la mémoire immunologique de ces ex-vivants constitue une base biologique très intéressante. En effet, ces personnes, exposées au cours de leur vie à de nombreuses bactéries ou virus, ont su constituer des défenses naturelles et stocker des anticorps qui, précisément, gardent le souvenir des agressions auxquelles elles ont dû faire face. Or, ces vingt dernières années, trente maladies nouvelles sont apparues pour lesquelles nous ne disposons d'aucun traitement et, parmi elles, Ebola, le sida, Creutzfeldt-Jakob… Inversement, d'autres maladies disparaissent, comme la variole et la polio, au point que les autorités sanitaires internationales ont pris la décison d'arrêter les vaccinations.

Des leçons à tirer de la grippe espagnole

L'exemple de la grippe H5N1, qui a refait surface voici quelques années, est, à cet égard, particulièrement intéressant. Chacun avait alors en mémoire les effroyables dégâts causés par ce virus, responsable, en 1918, d'une épidémie de grippe espagnole faisant environ 60 millions de morts en Europe. Cette grippe doit d'ailleurs son nom au roi d'Espagne, emporté par la maladie.

Alors que la grippe H5N1 ressurgit, les équipes scientifiques tentent de collecter toutes les informations possibles sur ce virus redoutable. L'hypothèse émise est la suivante : la grippe espagnole était due à un virus de type H1N1, proche du virus H5N1. Question posée : s'agit-il de deux virus voisins ? Pour répondre à cette question, des scientifiques américains se rendent en Alaska en 2006. Leur objectif : retrouver un village dévasté par la grippe espagnole de 1918, afin d'isoler le virus subsistant sur les cadavres préservés par le froid extrême.

Le travail des chercheurs se heurte tout naturellement aux réticences bien compréhensibles des habitants du village, hostiles à l'exhumation des dépouilles de leurs grands-parents, et effrayés, par ailleurs, à l'idée que survienne une nouvelle contamination en déterrant les corps. Mais le conseil des sages donne tout de même l'autorisation à l'équipe américaine de creuser, à condition que celle-ci travaille sans masque, pour prouver l'absence de risque. Les recherches débutent alors dans le petit cimetière situé à la sortie du village.

À une température de - 40° C, plusieurs jours seront nécessaires aux scientifiques pour parvenir à dégager les corps, dont celui d'une jeune fille presque indemne grâce au froid et à sa corpulence. L'équipe prélève alors soigneusement ses poumons, dont les échantillons sont transmis sous haute surveillance aux États-Unis. L'équipe du professeur Webster-Naeve de l'hôpital Saint Jude en apporte vite la preuve : il s'agit bien du même type de virus grippal que le H5N1.

Leur point commun réside dans la présence de la protéine NS1 dotée d'un violent pouvoir destructeur au niveau cellulaire. Laquelle ne se trouve habituellement que sur des virus typiquement aviaires. Mais les virus H5N1 et H1N1, capables de contaminer l'homme, constituent une exception. Cet exemple illustre parfaitement l'intérêt de disposer d'archives immunologiques, bactériennes et virales pour les générations à venir.

Aux sources de l'ADN

L'autre perspective liée à cette mémoire immunologique, c'est la possibilité, pour les descendants, de pouvoir remonter aux sources de leur ADN. L'accès direct aux gènes des ancêtres peut s'avérer capital pour comprendre une génétique familiale. On imagine là une nouvelle forme d'héritage à transmettre, celui du patrimoine génétique et immunologique afin de venir en aide à ses descendants 100 ou 200 ans plus tard.

Le gouvernement suédois, lui, conserve les graines de centaines d'espèces végétales pour le futur… J'ose poser cette question : serait-il possible de sauvegarder les corps de quelques humains volontaires après leur mort, et ce dans de parfaites conditions expérimentales, à - 196 °C, pour faire bénéficier les générations à venir de ces archives immunologiques, microbiologiques et génétiques ?

Et si, comme dans le fameux film *Hibernatus*, des scientifiques découvraient les moyens de faire revivre, quelques siècles plus tard, ces cobayes volontaires ?

Il est permis de rêver. D'imaginer franchir des barrières qui, aujourd'hui encore, paraissent infranchissables. Peut-être ce petit cœur de rat qui s'est remis à battre nous a-t-il envoyé le signal d'une première étape sur ce chemin de l'impossible… bientôt possible ?

CHAPITRE 17

Préserver ses capacités sensorielles

Avec l'âge, nos capacités sensorielles diminuent. La vue se trouble, et notre oreille devient moins fine. Hormis l'odorat et le toucher, pour lesquels aucune prévention efficace ne peut être avancée, quelques parades existent pour préserver ces fonctions essentielles. Celles en faveur de l'audition consistent à se protéger du bruit excessif en baissant le son des baladeurs et en atténuant, autant que possible, toutes les sources de bruit que nous sommes capables de maîtriser. Quant à l'acuité visuelle, elle peut, elle aussi, se prémunir contre l'usure du temps.

Porter des lunettes de soleil toute l'année

C'est un argument bien connu des agents immobiliers. Quand ils essaient de vendre un appartement exposé plein nord et donc privé de soleil, ils mettent en avant le fait que les couleurs des rideaux, des tapis et des papiers peints ne passeront pas. L'absence de soleil les préserve de l'usure du temps. Affirmation aisément vérifiable :

dans le même appartement exposé plein sud, les couleurs perdent de leur vivacité au fil des ans. Trop souvent, les personnes âgées se plaignent que leur vue baisse avec l'âge. D'ailleurs, les centenaires présentent quasiment toujours des troubles majeurs de la vision. Or vivre vieux ne doit pas rimer avec vie infirme : quel intérêt de gagner des années en plus, si ce bonus s'accompagne d'une pénalisante cécité ?

Préserver son capital vision demande de s'en préoccuper le plus tôt possible. Avec, à l'esprit, ce principe de base : les yeux sont très sensibles à l'exposition solaire. Je ne parle pas seulement de l'exposition solaire à la plage ou aux sports d'hiver. Mais aussi et surtout d'une exposition quotidienne, dans la rue, y compris sous les nuages. Et c'est justement ce rayonnement constant qui est à l'origine d'une perte d'acuité visuelle.

Très répandue dans la population, la cataracte sénile se caractérise par une baisse progressive de l'acuité visuelle *via* une opacification progressive du cristallin. Elle peut entraîner une cécité totale. Pour comprendre les effets de la cataracte, il suffit d'imaginer que l'on regarde dehors, à travers les vitres d'une fenêtre qui ne sont jamais nettoyées. Cette cataracte donne ainsi, même par temps clair, l'impression d'un brouillard qui s'épaissit progressivement.

Brouillard qui, bien sûr, n'existe pas. La cataracte atteint 20 % de la population à partir de 65 ans, et plus de 60 % à partir de 85 ans. L'Organisation mondiale de la santé considère que la cataracte est devenue la première cause de cécité dans le monde et que le soleil joue un rôle négatif déterminant. Seul traitement efficace : un acte chirurgical qui consiste à pratiquer l'extraction extracapsulaire du cristallin.

Le soleil est aussi un facteur de risque dans le développement d'une autre maladie de plus en plus fréquente chez le sujet âgé : la DMLA, la dégénérescence maculaire liée à l'âge. Cette maladie se caractérise par une perte progressive de la vision centrale, avec effacement des couleurs et des reliefs, et l'apparition d'un trou noir dans le champ visuel qui aboutit à une altération grave de la vue. L'exposition solaire est un des risques identifiés, mais d'autres facteurs sont pris en compte, tels la surcharge pondérale, le tabagisme ou l'hypertension artérielle. Certains paramètres nutritionnels pourraient aussi intervenir, comme le manque de vitamine C, d'antioxydants ou d'oméga 3. Les traitements médicaux visent à ralentir davantage la progression de la DMLA que la guérison de cette maladie.

Par ailleurs, le soleil est aussi un facteur de risque connu de mélanomes oculaires. Pour limiter l'apparition de ces maladies fréquentes liées au soleil et l'accélération du vieillissement des yeux, la meilleure prévention reste le port de lunettes de soleil. Et pas seulement en vacances, sur la plage, mais aussi quotidiennement, dans la rue, pour se rendre à son travail ou faire ses courses.

C'est une évidence : ces maladies oculaires sont d'autant plus fréquentes que l'espérance de vie s'allonge. Le professeur Fain, aux États-Unis, a publié une étude particulièrement intéressante sur le sujet. Elle nous apporte des éléments déterminants sur ce point précis : la lumière directe du soleil, mais aussi l'illumination modérée par la lumière, si elle est constante, peut tuer les photorécepteurs de l'œil. Les travaux ont montré que l'émission de lumières constantes a une incidence sur les atteintes des bâtonnets de l'œil.

Attention, certaines lunettes ne bénéficient d'aucun effet protecteur. Exigez toujours le marquage CE. Choisissez des verres de protection UV 100 %, en sachant que les verres enveloppants offrent une meilleure défense, car ils empêchent les rayons solaires de passer par les côtés. Les verres polarisants ont l'avantage de supprimer la réverbération et l'éblouissement. Ces mesures simples de protection évitent un vieillissement précoce de la rétine.

La cure détox qui prévient le vieillissement

C'est le talon d'Achille des riches pays industrialisés : chaque jour, nous nous trouvons exposés à des produits toxiques. On les trouve partout. Dans l'air que nous respirons, au cœur des aliments que nous consommons, à l'intérieur des maisons dans lesquelles nous vivons. Bien sûr, il s'agit de quantités infimes, mais, à la longue, elles s'accumulent progressivement dans l'organisme, à des taux qui accélèrent le vieillissement des organes et peuvent déclencher de nombreuses maladies.

Pour bien comprendre la manière dont les produits toxiques agissent, il suffit de prendre le modèle du tabac. Fumer pendant quelques jours, des semaines, des mois, quelques années même, ne déclenche pas immédiatement de maladies. En revanche, au terme de vingt ou trente années, les toxiques se sont bioaccumulés dans le corps. Ils atteignent des taux pouvant provoquer des maladies cardio-vasculaires ou des cancers du poumon. Le cancer de la vessie est également très fréquent chez les fumeurs. De nombreuses substances cancérigènes liées au tabac passent dans le sang et s'éliminent ensuite dans les urines. Plus elles stagnent dans la vessie, plus le temps de contact avec ces substances s'allonge, et plus le risque de cancer s'élève. Le déclenchement des mélanomes est – autre exemple – en rapport direct avec le temps d'exposition de la peau au soleil. Cette bioaccumulation, dans le corps, de substances toxiques prend aujourd'hui un tour très préoccupant. Comme nous vivons de plus en plus vieux, les substances toxiques ont le temps de faire peu à peu des ravages.

En 2007, les ministres européens de l'Environnement se sont réunis à Budapest quand des militants d'une ONG font irruption dans la salle. Ils sont venus en nombre, escortés par un groupe de journalistes et d'infirmières, et demandent alors aux ministres de se soumettre à une prise de sang, qui fera ensuite l'objet d'une analyse à l'hôpital de la ville. Les ministres acceptent, et, une semaine plus tard, les résultats sont publiés.

Ces bilans sanguins sont plus parlants qu'un tract écolo : chaque ministre s'avère porteur d'en moyenne 37 substances chimiques dangereuses, cancérigènes, neurotoxiques ou portant atteinte à la fertilité. Message clair adressé par les militants, preuve à l'appui : les citoyens d'Europe les mieux placés socialement, en l'occurrence, ont dans leur sang des traces indéniables de produits chimiques dangereux pour la santé. Et les liens entre ces toxiques présents dans l'environnement et le déclenchement des maladies sont désormais bien établis.

L'un des premiers exemples historiques fut celui de l'amiante. En 1912 aux États-Unis, les compagnies d'assurances américaines ont décrété qu'elles ne voulaient pas assurer les risques liés à l'amiante, en raison des possibles cancers liés à l'utilisation de ce matériau. Et il faudra attendre 1987 pour que l'interdiction tombe en France. Mais elle subsiste encore à l'heure actuelle dans d'autres pays.

Beaucoup de temps s'avère nécessaire pour que l'amiante montre sa toxicité. Si vous ne vivez que quelques mois dans une maison dont les murs sont recouverts d'amiante, il ne se passera rien. C'est le temps d'exposition durant plusieurs années qui peut déclencher un cancer très particulier : le mésothéliome pleural (cancer de la plèvre, qui est l'enveloppe des poumons). En fait, les particules s'accumulent au fil des années. Tout doucement.

Une toxicité progressive

De très nombreuses substances proches (dans leur fonctionnement) de l'amiante continuent aujourd'hui de circuler librement. Après l'événement de Budapest, les députés européens ont décidé de créer « Reach ». Il s'agit d'une directive européenne obligeant tous les industriels de l'Union à faire un grand ménage dans les onze ans qui suivent. À charge pour eux de prouver, pendant ces années, que, parmi 30 000 substances chimiques utilisées dans la vie quotidienne, aucune n'est dangereuse pour la santé. Et, dès lors qu'un danger apparaît, ils doivent obligatoirement trouver la substance de remplacement.

C'est un immense chantier qui vient de s'ouvrir, dont la tête de pont se situe à Helsinki en Finlande. Les recherches constituent un réel progrès, mais je doute un peu que la mission puisse être terminée dans les temps impartis. D'autant plus que Reach ne tient pas compte d'un paramètre très important, et que je qualifierais de A + B = C.

Je m'explique : prises indépendamment, une substance chimique A et une substance chimique B peuvent être parfaitement inoffensives. Mais, si l'on additionne ces deux substances dans un même composé, il se produit dans certains cas une réaction pouvant provoquer la naissance d'une nouvelle substance toxique (C).

Prenons une substance très explosive, la nitroglycérine, par exemple. Pris séparément, les composants (la glycérine, l'acide sulfurique et nitrique) n'entraînent aucune explosion. C'est la réunion des trois, à 30° C, qui permet la formation de ce composé explosif. Hélas, « Reach » ne tient pas compte de l'accumulation et de la réaction des substances chimiques entre elles. Partir des produits finis nous rapprocherait bien plus de la réalité.

L'autre point faible de « Reach », c'est d'établir (dans la plupart des cas) les taux de toxicité des produits chimiques eu égard à un adulte de 60 kilos. De toute évidence, la toxicité est corrélée au poids corporel. Imaginons un fœtus qui se trouve exposé aux mêmes produits chimiques que sa maman. La majorité des substances toxiques passent la barrière hématoplacentaire. Et, sur 2 kilos – au lieu de 60 –, nous arrivons très rapidement à des doses toxiques records.

Or l'environnement du fœtus apparaît capital pour l'avenir de l'enfant, et celui de l'adulte qu'il deviendra plus tard. Quand on sait qu'une carence en acide folique pendant la grossesse augmente en flèche les risques d'une malformation comme le spina-bifida (fermeture incomplète du tube neural), il y a lieu de s'inquiéter. Les expositions aux substances toxiques pendant la vie fœtale entraînent parfois de graves conséquences, et ce bien des années plus tard.

Citons, pour exemple, cette épidémie de cancers du vagin qui s'est déclenchée dans les années 1970 aux États-Unis. Ce cancer est habituellement assez rare, et les médecins furent surpris d'une montée rapide de sa fréquence. De plus, la maladie touchait des jeunes filles âgées de 15 à 20 ans, phénomène atypique pour ce cancer qui, d'ordinaire, concerne les femmes âgées. On a découvert alors qu'un point commun unissait ces jeunes filles : leurs mères avaient toutes pris le même médicament pendant la grossesse. Il s'agissait de traitements hormonaux spécifiques comme le diéthylstilbestrol.

C'est avec un décalage de quinze à vingt ans que le produit a montré son extrême toxicité : il s'était inséré dans le développement du fœtus, provoquant une véritable bombe à retardement. Cet exemple montre à quel point il faut être vigilant sur l'exposition du fœtus et des enfants par rapport aux produits nocifs. La toxicologie fœtale intéresse actuellement de nombreux spécialistes, qui ont noté des taux préoccupants de certaines substances, en particulier par l'analyse du sang de fœtus lors des fausses couches.

Dans dix ou vingt ans, des substances seront certainement interdites

Les produits toxiques ont une propension à se stocker dans les graisses du corps humain. Ils ciblent en priorité les organes hormonodépendants : seins, prostate, testicules, ovaires. La fréquence de ces cancers nous conduit à nous poser de nombreuses questions. Les cancers de la prostate dans les pays industrialisés flambent. 80 % des hommes à 80 ans ont une prostate avec cellules cancéreuses alors que ce taux reste très faible, à âge égal, dans les régions rurales d'Asie.

De même les taux de cancers du sein sont-ils trois fois plus élevés aux États-Unis qu'en Asie. C'est un constat maintes fois vérifié : lorsque des femmes venues d'Asie migrent aux États-Unis, elles rejoignent, après quelques années, les mêmes taux de cancers que les Américaines. Ce sont donc bien les facteurs environnementaux qui sont en cause, et non pas la protection génétique.

Il est possible que l'augmentation du poids liée au changement d'alimentation puisse intervenir, de même que certains traitements hormonaux substitutifs de la ménopause, sans oublier l'exposition à de nombreux facteurs chimiques. Certains contestent même ces chiffres, faisant valoir le fait que ce plus grand nombre de cancers en Europe ou aux États-Unis s'explique par une plus grande longévité et par l'emploi, dans ces pays, de moyens diagnostiques plus performants.

L'analyse du cancer des testicules fait apparaître une autre dimension. En progression galopante dans les pays industrialisés, il s'agit d'un cancer de l'homme jeune, – moins de trente ans, en général –, facile à diagnostiquer à la palpation. Si l'on compare la fréquence de ce cancer de l'homme jeune, par exemple, en France et dans les zones rurales de l'Afrique ou de l'Inde, nous retrouvons une fréquence nettement plus faible en zone non industrialisée.

Par ailleurs, la progression du cancer des testicules évolue en parallèle avec la chute du taux de spermatozoïdes observée en Europe depuis ces cinquante dernières années. Plusieurs facteurs de risque ont été évoqués, comme les slips et les jeans trop serrés, qui font monter la température des testicules à 37 °C alors qu'elle devrait être à 36 °C. L'ordinateur portable et le téléphone mobile ont également été mis en cause dans la détérioration de la fertilité masculine par ces mêmes mécanismes. Enfin, le fait de dormir sur le ventre ou dans un appartement chauffé par le sol contribue aussi aux facteurs de risque.

Une étude pratiquée à New York pointe du doigt l'incidence de la pollution atmosphérique, de la fumée de cigarette et des différents polluants. Dans dix ou vingt ans, des substances auxquelles nous sommes quotidiennement exposés seront certainement interdites, comme l'amiante l'est déjà aujourd'hui. Toute la difficulté réside dans une anticipation optimale, pour pouvoir répliquer aux tout premiers signaux.

Bien se protéger contre ces fléaux silencieux

Le lien est donc bien établi entre exposition aux différents toxiques, facteurs de vieillissement et maladies. Mais comment faut-il réagir pour bien se protéger contre ces fléaux silencieux ?

Les premières règles sont physiologiques. Pour bien éliminer les toxines, le corps dispose de moyens. À nous de les utiliser au mieux. Le corps humain bénéficie de deux stations d'épuration et d'élimination : les reins et le foie. La peau et les poumons jouent également un rôle. Les reins et le foie fonctionnent comme des filtres. C'est la raison pour laquelle je déconseille la consommation fréquente des abats, rognons ou foie notamment. Ils sont chargés de toxines, riches en cholestérol et en acide urique.

Pour éliminer au maximum, il est important de boire de l'eau régulièrement dans la journée afin de mieux diluer les toxines et de les évacuer plus souvent. Les travaux d'une équipe scientifique ont démontré que le fait de boire environ un litre et demi d'eau par jour diminue de 51 % les risques de cancers de la vessie. Par ailleurs, pour réduire ces risques, il ne faut pas se retenir d'uriner trop longtemps. Plus le temps de contact de l'urine avec les parois internes de la vessie est prolongé, plus des substances cancérigènes – les produits de dégradation du tabac, par exemple – restent en contact. Boire de l'eau abondamment donne aussi un coup de frein aux risques de calculs dans les reins. Une bonne hydratation permet de mieux éliminer les toxines et de maintenir un meilleur état physiologique.

La plus grande difficulté est de ne pas oublier de boire, même lorsque l'on n'a pas soif. Boire au moment des repas est une bonne idée, contrairement à certaines idées reçues, car c'est un moment privilégié pour y penser. Dans les pays chauds, manger épicé permet de boire souvent dans la journée. Les humains sont comme des plantes vertes, quand on oublie de les arroser, ils vont mal ! Il faut penser à s'hydrater en cas de fatigue, de manque de concentration ou de maux de tête : très souvent, il s'agit d'une banale déshydratation.

La transpiration constitue également un mode efficace et naturel d'élimination. Ce mode de détoxification n'est pas négligeable, et je conseille de proscrire un usage abusif de certains types de déodorants qui bloquent le processus naturel et physiologique. Précisons au passage que l'odeur de la transpiration ne provient pas de la transpiration elle-même, mais des germes qui se développent au fil des heures dans ce milieu humide. Si l'on s'essuie tout de suite après un effort, la sueur n'a pas d'odeur, et l'on ne sent rien.

Au fil des ans, les produits toxiques vont s'accumuler dans l'organisme pour atteindre un jour le seuil de déclenchement de maladies graves. Pour éviter de s'intoxiquer par des produits chimiques qui accélèrent le vieillissement cellulaire, seule l'éviction apparaît comme « la » solution. Mais, en pratique, le procédé se révèle plutôt complexe. Comme en allergologie, si on évite l'allergène, on ne souffre plus des allergies ; ce qui en pratique se révèle souvent difficile. Impossible, en effet, de transformer le monde qui nous entoure. À nous d'apprendre à vivre avec, en nous protégeant au mieux des agressions répétées.

Le bio, une solution ?

Les contaminations chimiques proviennent de plusieurs sources. Sous le feu des projecteurs, au plan alimentaire : les pesticides. Le premier réflexe, c'est de manger bio. Le concept est séduisant – il met en valeur une relation différente à la terre, un rapport plus sain avec la nature –, mais non pas infaillible. Soulignons que le bio est lié par une obligation de moyens et non pas de résultats. Cultiver bio, c'est respecter un ensemble de cahiers des charges interdisant l'utilisation de certains engrais chimiques.

L'appellation bio est en rapport direct avec la technique de production. Si des carottes sont cultivées au fond d'une vallée et que, par ruissellement, elles se trouvent exposées aux produits chimiques provenant des champs non biologiques qui les surplombent, les carottes garderont, malgré tout, l'appellation bio. Quant aux labels biologiques, ils ne sont pas harmonisés au niveau européen : d'où des disparités entre les pays, dont certains sont nettement moins stricts que d'autres.

Nous pouvons ainsi retrouver sur les étals bio des produits à teneurs en pesticides très variables. Les pommes fournissent un exemple intéressant. Il est fréquent de trouver, à la surface des bio, des taches brunes qui sont des moisissures dont la présence est précisément due à l'absence de traitement par les pesticides. Problème : ces taches correspondent à de la patuline, classée parmi les produits… cancérigènes ! Un petit parodoxe qui ne doit pas nous dissuader de croquer dans une pomme bio, dont il suffit d'extraire les taches brunes au couteau.

Conseils pratiques pour manger et vivre plus sainement

La pulvérisation des pesticides dits de contact permet de lutter contre les insectes et les moisissures à la surface des fruits. Mais, en consommant la peau des fruits, on absorbe en même temps les pesticides, qui, pour 90 % d'entre eux, se trouvent au niveau de celle-ci.

Solution simple et efficace : retirer la peau, pour profiter du fruit, sans… les produits chimiques. Cependant, je recommande des épluchures le plus fines possible, car la plupart des vitamines se concentrent en périphérie. Ce geste simple permet de diminuer par dix la quantité de pesticides. Dans le même esprit, je conseille de prendre garde aux zestes d'agrumes (orange, citron) que l'on plonge dans les sodas ou dans le thé. Je recommande de ne pas les laisser baigner dans la boisson, mais de les retirer, comme on le fait avec les glaçons dans les pays exotiques. En effet, les citrons sont traités au thiabendazole ou au bénomyl, des produits qui interviennent sur les systèmes hormonaux. Plongés dans un liquide, ces produits diffusent dans la boisson.

Ainsi peut-on manger beaucoup plus sain avec quelques gestes simples et pratiques. Je conseille également d'enlever avec un couteau les parties noires et brûlées sur les produits alimentaires trop cuits. Ces parties brûlées sont très cancérigènes. Elles correspondent à des hydrocarbures polycycliques très riches en goudron.

La maison peut aussi être une source de pollution intérieure. Le premier réflexe est de repérer les produits de décoration et d'entretien potentiellement toxiques. Apprenez à lire les compositions indiquées sur les étiquettes. Utilisez Internet et écrivez le nom de chaque composant du produit suivi du mot santé. Vous recueillerez ainsi de précieuses informations sur la sécurité des produits que vous utilisez. Et vous pourrez exclure de vos placards les bombes et flacons dont les composants sont sur la sellette. Le simple fait de vivre dans un appartement ou une maison expose à de minimes doses de produits chimiques qui seront respirés jour après jour, année après année. Les composés chimiques se retrouvent dans le sang, et même dans les cheveux. Une technique simple pour limiter la pollution intérieure : ouvrir les fenêtres le plus souvent possible ! Sachant qu'un adulte consomme normalement 12 mètres cubes d'air par jour – l'équivalent d'une pièce de 2 mètres carrés et de 3 mètres de hauteur –, on comprend vite l'intérêt de renouveler l'air régulièrement, d'évacuer les éléments toxiques, et de respirer à pleins poumons de l'air neuf et sain !

Chapitre 18

Un check-up à faire régulièrement

L'un des principaux progrès médicaux de ces dernières années repose sur la capacité des médecins à établir des diagnostics de plus en plus précoces. Nous avons cité, plus haut, les techniques révolutionnaires de la radiologie avec le scanner, l'IRM ou les fibroscopies.

La biologie, elle aussi, avance à pas de géant. Jamais les moyens diagnostiques mis à disposition ne l'ont été en si grand nombre. Or ce sont eux qui, par les informations précoces qu'ils nous délivrent, orientent nos choix, et modifient à la fois la durée et la qualité de vie. Car le principal allié de nombreuses maladies, c'est le silence dans lequel elles se déploient, discrètement, sournoisement, et ce plusieurs années durant. Et quand, enfin, elles daignent faire parler d'elles, la partie est souvent (trop souvent) perdue pour le patient.

En médecine, la politique de l'autruche est toujours une grave erreur, et ce bien qu'elle soit souvent avancée par certaines personnes qui disent préférer « ne pas savoir ». Hélas, très souvent, ces maladies tardivement découvertes gâchent la vie de ceux qui en sont porteurs.

Ne jamais attendre

Les exemples sont légion. Les maladies cardio-vasculaires, par exemple, se déploient le plus souvent par un rétrécissement progressif des artères, une contraction lente qui ne délivre pas toujours de symptômes. Et puis un jour, l'artère carotide se bouche, provoquant une hémiplégie ; ou c'est une coronaire obturée qui déclenche un infarctus ; ou encore une artère de jambe sténosée qui entraîne une artérite. Une fois que l'orage éclate, il est souvent trop tard. Décelé en amont, en revanche, le problème aurait pu être facilement résolu par une simple dilatation de l'artère avec pose d'un stent sous anesthésie locale. Le tout sans même rester à l'hôpital !

La précocité du diagnostic joue un rôle éminent. Un cancer pris tôt a beaucoup plus de chances d'être guéri. D'où l'importance, à titre préventif, du check-up régulier. À chacun son type de bilan, qui pourra s'orienter différemment en fonction de plusieurs paramètres : les antécédents familiaux, le mode de vie. Il est évident qu'un fumeur obèse et sédentaire nécessite un suivi beaucoup plus serré qu'un sujet non-fumeur mince et sportif.

L'idéal est de consulter une fois par an son médecin traitant qui décidera des examens à réaliser. Souvent, il commence par une prise de sang. On dose le cholestérol, les triglycérides, la glycémie à jeun, l'acide urique, ce qui permet de repérer et, si nécessaire, de corriger les facteurs de risques cardio-vasculaires. L'examen vérifie l'état des principaux filtres de l'organisme, ceux des reins (urée, créatinine sang, iono sang) et du foie (gamma GT, transaminases).

La numération sanguine et la vitesse de sédimentation délivrent de nombreux renseignements, en particulier sur la présence d'une anémie, d'une infection, d'une inflammation silencieuse ou de troubles de la coagulation avec les plaquettes. En fonction de l'âge et du sexe, des examens spécifiques sont prescrits. Ainsi des PSA (antigènes prostatiques spécifiques) pour le contrôle de la prostate après 40 ans.

Des examens utiles – l'ECG (l'électrocardiogramme) d'effort afin de tester l'état des coronaires ; l'échodoppler des artères qui irriguent le cerveau ou les membres inférieurs – donnent de précieuses informations. Quant à la coloscopie, elle permet notamment, s'il y a présence de sang dans les selles, de contribuer à découvrir des cancers coliques silencieux. Des centaines d'examens sont à notre disposition. Ce sont l'interrogatoire et l'examen clinique pratiqués par le médecin qui orienteront notre choix vers les examens les plus utiles et les plus performants.

S'armer dès la naissance pour la prévention du vieillissement

L'idée est en train de germer dans les esprits : plus la prévention du vieillissement démarre tôt, plus elle s'avère efficace. De nombreux parents décident ainsi – on l'a déjà vu – de conserver le cordon ombilical de leur bébé dans des banques spécialisées puisqu'il est, à la naissance, particulièrement riche en cellules souches, qui détiennent le pouvoir de régénérer les organes humains.

Nul doute que la médecine régénérative fera partie de ces enjeux pour l'avenir. En effet, dès lors qu'elles sont conservées dans l'azote liquide, les cellules souches peuvent se maintenir en état de fonctionnement pendant des dizaines d'années ! Interdites en France à l'heure actuelle, les banques privées de conservation du sang des cordons ombilicaux sont déjà autorisées dans de très nombreux pays, comme la Grande-Bretagne ou les États-Unis.

Au sein même de l'Europe, de très grandes disparités en matière médicale subsistent d'un pays à l'autre. Chacun se souvient de cette époque pas si lointaine où les jeunes femmes (qui en avaient les moyens !) traversaient la Manche pour aller se faire avorter à Londres. La conservation des cordons ombilicaux, et l'intérêt qu'elle suscite en Europe, montre qu'il n'y a plus aujourd'hui de vraies frontières qui nous séparent de nos voisins.

Un simple clic *via* Internet permet d'ailleurs de contacter des banques de cordons ombilicaux étrangères. Elles nous indiquent alors la marche à suivre pour acheminer le cordon ombilical prélevé au moment de l'accouchement. Ces dernières années, une famille royale européenne a même pris l'initiative de faire conserver le cordon d'un nouveau-né dans un pays étranger au sien, où ce type de démarche reste interdit ! Il serait peut-être temps que l'Europe s'harmonise, afin d'éviter de telles situations.

Les pouvoirs publics français ont pris le parti de créer, sur le modèle des banques de sang provenant du don bénévole, des banques publiques de cordons, afin de les mettre à disposition de la communauté. Nous sommes très loin de la proposition des banques privées européennes, qui, elles, proposent de stocker ces cordons pour un usage personnel ou intrafamilial, et cela pendant un quart de siècle.

Ces établissements pilotes constituent la première étape de la future médecine personnalisée. Car les cellules souches du cordon ombilical sont pluripotentes. Elles ont la possibilité de se transformer en n'importe quel organe. Certes, nous ne sommes encore qu'à un stade de recherche expérimental, mais l'idée de disposer ainsi d'une manne de cellules capables de créer, à la demande, des organes de remplacement est séduisante.

De toute évidence, la décision de conserver le sang du cordon ombilical est déjà un pari sur l'avenir, et ce d'autant qu'à l'heure actuelle les techniques de médecine régénérative ne sont pas encore au point. De nombreuses équipes scientifiques travaillent d'arrache-pied sur ces cellules souches, et des avancées notables verront sûrement le jour dans les prochaines années. Pour certaines maladies, d'ailleurs, les cellules souches des cordons fournissent d'ores et déjà une alternative à la greffe de moelle osseuse. Laquelle, pour l'heure, est pratiquée avec des allogreffes, autrement dit, par le biais de greffes provenant d'un autre donneur. Et non pas en autogreffe, comme c'est déjà le cas pour 20 000 patients bénéficiaires dans le monde.

Une dernière précision pour clore ce sujet : la conservation des cordons ombilicaux à la naissance ne comporte aucun risque. D'où les perspectives positives que cela représente pour l'avenir.

En matière de santé, l'enfant, c'est le père de l'homme !

Cette prévention du vieillissement, envisagée aux prémices de notre existence, ne se limite pas à la conservation du sang du cordon ombilical, si révolutionnaire soit-elle.

Prendre de bonnes habitudes, enfant, adolescent, apparaît capital, puisque celles-ci conditionneront en partie notre santé d'adulte. Ainsi de ce premier souci, pour les parents, de veiller à ce que leur enfant, leur adolescent, ne soit pas en surcharge pondérale. En fait, l'excès de poids dans la petite enfance correspond à la constitution d'un stock d'adipocytes dont il sera très difficile de se débarrasser plus tard. De même les bonnes habitudes alimentaires – ne pas manger trop salé ni trop sucré – sont-elles prises très tôt, de manière à les voir se poursuivre à l'âge adulte.

Nous sommes ainsi programmés : inconsciemment, nous recherchons sans cesse les goûts de notre enfance, cette petite madeleine qui définit par la suite le standard de notre plaisir. On observe ce phénomène aux États-Unis, où sévit une véritable épidémie d'obésité liée pour une grande part aux habitudes alimentaires prises dès l'enfance, habitudes qui formatent celles des adultes XXL de demain.

Là aussi, l'impact des erreurs nutritionnelles sur la santé ne se fait pas en un jour. Plusieurs dizaines d'années sont parfois nécessaires pour constater les effets d'une alimentation déséquilibrée. Former une plaque d'athérosclérose, par exemple, prend du temps. Déjà, lors de la guerre du Vietnam, les médecins légistes américains avaient constaté que nombre de jeunes victimes présentaient, à l'autopsie, des plaques d'athérosclérose au niveau de leurs artères.

À cet égard, le tabac est l'illustration d'un geste néfaste pour la santé. Pour mieux respirer, ne pas encrasser ses poumons, garder son souffle, pour se préserver de ses conséquences négatives – maladies cardio-vasculaires, cancers du poumon, de la gorge ou de la vessie –, il faut savoir refuser la cigarette dès le plus jeune âge. Cela dit, il n'est jamais trop tard pour bien faire. Manger équilibré, faire de l'exercice quotidiennement, arrêter de fumer… Quelle que soit la date à laquelle on décide de redresser la barre, les effets positifs se feront sentir assez vite.

CHAPITRE 19

Les futures découvertes médicales ou comment tenir jusqu'à l'arrivée des prochains secours

L'accélération des découvertes médicales actuelles est étonnante. Tous les jours, des équipes de chercheurs disséminées dans le monde tracent de nouvelles voies. Nouveaux concepts, nouvelles manières de penser bousculent sans cesse les idées reçues, pour ouvrir le chemin à des traitements en faveur de maladies hier encore jugées incurables.

Savoir tester

Un décalage important sépare une découverte médicale et sa large disponibilité en faveur des patients. L'exemple de la pénicilline en fournit un exemple révélateur : quinze années se sont écoulées entre la découverte de Fleming, en 1928, et les premières utilisations, vers 1941-1943. Quinze années, si frustrantes, durant lesquelles des millions de malades dans le monde sont morts de maladies infectieuses sans avoir pu bénéficier de ce nouveau traitement révolutionnaire.

Le décalage entre les premières découvertes dans un laboratoire et la mise en vente en pharmacie reste encore, de nos jours, nécessairement long. Il est essentiel d'attendre que tous les tests de sécurité possibles soient réalisés, *via* de nombreux essais cliniques. Avoir la certitude qu'un nouveau médicament ne présente pas d'effets secondaires dangereux prend beaucoup de temps. Souvent, ces effets n'apparaissent pas tout de suite.

D'où la nécessité d'expérimenter le nouveau traitement en utilisation prolongée par une large population, afin de voir surgir les problèmes inattendus. Tous les ans, des médicaments sont retirés de la vente à cause d'effets secondaires indésirables. Cependant, entre la découverte et l'autorisation de mise sur le marché du produit, plusieurs années s'écoulent durant lesquelles les premiers « cobayes volontaires » vont parfois être sauvés par ces nouveaux traitements. Certains instituts ont été créés, au niveau mondial, pour veiller en permanence sur les recherches en cours. Et des médecins spécialistes internationaux bien informés proposent parfois, en jonction avec ces structures, à certains patients en impasse thérapeutique, de participer, s'ils le désirent, aux essais cliniques.

Une histoire de cœur

Saisissons-nous maintenant d'un télescope pour considérer la période située entre 2020 et 2030. De quelles découvertes médicales bénéficierons-nous à ce stade ?

Voici les principaux pronostics, sachant que des découvertes spectaculaires pourront, à tout moment, venir les chambouler.

Commençons par les maladies cardio-vasculaires, première cause de mortalité dans les pays industrialisés. Rien d'étonnant à cela, si l'on songe qu'au cours d'une vie de 80 ans le cœur effectue 3,4 milliards de battements ! Évidemment, à ce rythme, cette pompe finit par s'user... en dépit de son exceptionnelle robustesse. Combien de moteurs d'automobile ou d'avion se montrent-ils aujourd'hui capables de tourner vingt-quatre heures sur vingt-quatre, sans jamais s'arrêter ? Aucun.

Le cœur, lui, signe cet exploit. Même si, malgré tout, un nombre important de sujets âgés souffrent d'insuffisance cardiaque. Dans ce cas, le cœur éjecte moins bien le sang vers les vaisseaux, ce qui provoque une stase en amont, notamment vers les poumons. Le sujet court alors des risques d'œdèmes aigus du poumon, ses jambes gonflent en raison de la stase veineuse, et il ressent un essoufflement, qui s'accentue peu à peu quand il exécute les gestes simples de la vie quotidienne. Mais, au final, l'essoufflement devient continu, y compris au repos, obligeant la personne à rester au lit avec le soutien de plusieurs oreillers. C'est là une maladie redoutable et invalidante, qui évolue lentement vers la mort.

Les traitements médicaux actuels visent à freiner l'évolution et à gagner du temps. Ils agissent par différents moyens : les diurétiques, tout d'abord, pour augmenter l'élimination de l'excès de stase ; les digitaliques, qui ont pour objet de renforcer la contractilité cardiaque ; le régime sans sel, afin de retenir une quantité d'eau moins importante au niveau du corps...

Depuis plus d'un demi-siècle, les chercheurs tentent de résoudre le problème par la mise au point d'un cœur artificiel. Les recherches progressent, mais lentement. Les prototypes, de taille impressionnante, ont fait place à d'autres dispositifs aux mensurations plus réduites. Les premières implantations devraient commencer fin 2011, et une société française s'est lancée dans la course.

Le nouveau cœur est fabriqué à partir de matériaux biosynthétiques, connus pour leur hémocompatibilité. Ces matériaux permettent *a priori* d'éviter les accidents thrombotiques. Avec ses 900 grammes, son poids maximal – trois fois le poids d'un vrai cœur humain (300 grammes) –, la prothèse est composée de deux oreillettes et de deux ventricules, et de quatre valves, sans oublier le système de régulation. Selon les efforts du quotidien, elle se montre capable d'adapter son rythme à la demande. Aujourd'hui doté d'une autonomie de cinq heures, ce nouveau cœur artificiel bénéficiera bientôt de douze heures de battements *non-stop*, et ce par l'amélioration des batteries rechargeables extérieurement.

Les greffes cardiaques constituent une réponse lorsque le cœur est en bout de course, mais l'offre n'est absolument pas en mesure de satisfaire la demande. Une chose est certaine : d'ici 10 à 20 ans, les progrès à venir seront spectaculaires, en matière tant d'autonomie que de poids. Et tous les patients qui, aujourd'hui, meurent encore en insuffisance cardiaque terminale se verront alors capables de tenir le cap. Prêts pour un nouveau départ dans la vie.

Quid d'Alzheimer ?

Ces progrès ne concernent pas seulement les maladies cardio-vasculaires, mais visent aussi la maladie d'Alzheimer, qui touche aujourd'hui plus de 25 millions de personnes dans le monde. C'est une maladie neurodégénérative du tissu cérébral qui provoque la perte progressive et irréversible des fonctions mentales, et en particulier de la mémoire. Le diagnostic se fait à la fois par des tests neuropsychologiques mais aussi par le biais d'examens radio (scanner, IRM) qui mettent en évidence l'atrophie de certaines zones du cerveau, et en particulier celles de la mémoire. Les premiers symptômes sont des troubles de la mémoire, sachant qu'au début de la maladie les souvenirs plus anciens sont mieux préservés. Les atteintes neurologiques touchent ensuite d'autres fonctions (langage, troubles de l'humeur...) jusqu'à atteindre l'autonomie et provoquer la mort. L'espérance de vie de la personne atteinte varie de 3 à 8 ans.

L'espoir se porte aujourd'hui vers les premiers essais d'un vaccin thérapeutique qui provoquerait la fabrication d'anticorps ciblés pour éliminer les plaques amyloïdes, lesquelles envahissent le cerveau de ces malades et entraînent la destruction des neurones. Les premiers essais sont prometteurs, annonçant une véritable attaque de ces redoutables plaques mortelles. À n'en pas douter, ces nouveaux vaccins vont, dans les prochaines années, accomplir des pas de géant. Une fois de plus, ces conquêtes médicales destinées à lutter contre les maladies liées au vieillissement proviennent du domaine de l'immunologie et des cellules immunocompétentes, un sujet dont nous avons parlé dans un chapitre précédent.

Le cancer dans la ligne de mire

En cancérologie aussi, nous attendons de nouvelles avancées. Depuis un demi-siècle, les milliers de chercheurs à travers le monde n'ont pas trouvé « la » solution. Mais il est possible aujourd'hui de guérir de certaines formes de leucémies, de la maladie de Hodgkin (cancers des ganglions), des cancers de la peau ou des intestins décelés tôt. Mais tel n'est pas le cas pour d'autres, comme celui du pancréas.

La question mérite d'être posée : ne faut-il pas s'orienter vers la recherche d'un nouveau concept ?

Je m'explique. Au début du siècle dernier, tous les scientifiques cherchaient à identifier le virus du scorbut, qui faisait des ravages parmi les équipages des bateaux. Nous n'avions d'autre solution, alors, que de mettre ces navires en quarantaine quand ils arrivaient au port, par crainte qu'ils ne contaminent toute la population. Le malade mourait alors en ayant perdu ses dents, après de multiples infections et hémorragies. Les scientifiques avaient beau chercher ce fameux virus, aucun résultat n'aboutissait. En 1928, la vitamine C fut découverte, et, avec elle, la clé de l'énigme du scorbut, qui résultait tout simplement d'une carence en celle-ci. Et quelques jus de citron suffisaient à le guérir…

En attendant l'arrivée d'un génie qui résoudra l'équation du cancer, certaines découvertes tendent à améliorer la situation. Mais revenons un instant sur les traitements actuels : les chimiothérapies. Leur point faible réside dans le fait qu'elles n'attaquent pas seulement les cellules cancéreuses, mais aussi les lignées sanguines, provoquant dès lors des effets secondaires si pénalisants pour le malade qu'ils limitent souvent l'utilisation de ces produits.

Les recherches portent aujourd'hui sur des traitements plus ciblés. Ainsi les nanoparticules thérapeutiques, qui attaquent de façon précise les cellules cancéreuses (les premiers essais actuels se font sur les cancers de la peau). Des vaccins thérapeutiques permettent de traiter certains cancers du poumon, et des faisceaux d'ultrasons à haute densité ultra-ciblés soignent les cancers de la prostate.

Des progrès... à l'œil

En ophtalmologie, les recherches avancent pour traiter la dégénérescence maculaire liée à l'âge : 1,3 million de personnes concernées en France. La mise au point de rétines artificielles est à l'étude.

Des objectifs...

Tous ces progrès qui couvent aujourd'hui jailliront dans le prochain quart de siècle. L'objectif de ces nouveaux traitements est multiple : améliorer la qualité de la vie en nous permettant d'être en meilleure santé plus longtemps ; rester jeune des années et des années, en évitant le déclin de fonctions physiologiques ; parvenir à traiter un nombre toujours plus grand de maladies encore mortelles aujourd'hui.

Mais, c'est un phénomène bien connu de la médecine : à peine une maladie est-elle éradiquée qu'une autre apparaît pour faire trembler l'humanité. Et la médecine de demain n'échappera pas à la nécessité de faire barrage à des pathologies infectieuses qui n'existent pas encore et qui pourraient bien nous donner du fil à retordre. Or l'identification du virus n'entraîne pas forcément la mise au point d'un antidote, comme c'est le cas du sida, virus parfaitement identifié qui, malgré d'imposants moyens, ne bénéficie toujours d'aucun vaccin.

Quatrième partie

La vie commence à 60 ans

« Il n'est jamais trop tard pour devenir
ce que l'on aurait pu être. »

George Eliot

Des capacités intellectuelles, physiques, sexuelles au zénith à partir de 60 ans ? Un miracle de la science-fiction, un rêve éveillé ? Non, pas forcément. Au contraire, même, rien de moins impossible. Et voici comment y parvenir…

CHAPITRE 20

Âge perçu, âge réel

Il est fréquent de dire d'une personne qu'elle ne fait pas du tout son âge ou, à l'inverse, de penser qu'elle paraît beaucoup plus. L'apparence est le premier critère évaluatif. Or il se trouve que, justement, cette apparence correspond à des données médicales précises.

L'équipe du professeur Christensen au Danemark en a apporté la preuve. Son étude porte sur 1 826 jumeaux de 70 ans et plus. Elle démontre qu'en paraissant plus jeune on augmente réellement ses chances de vivre plus longtemps. Les sujets ont passé des tests physiques et intellectuels. Des photos ont été proposées de façon anonyme à un jury, afin d'évaluer l'âge de chacun des visages. Dans un second temps, les scientifiques ont suivi pendant sept ans cette population, en tenant compte des facteurs environnementaux de chacun.

Les résultats ? Quand il existe une différence dans la perception de l'âge entre deux jumeaux, et que celle-ci est importante, celui qui paraît le plus vieux a la durée de vie la plus courte. En d'autres termes, celui qui paraît le plus vieux meurt en premier. Mais les chercheurs sont allés plus loin, en signalant que celui des jumeaux qui avait l'air d'être plus jeune présentait une particularité décelée à l'analyse de son propre sang : l'examen biologique montrait qu'il avait les télomères[1] les plus longs.

Pour la première fois, un lien a été établi entre l'âge perçu et la longueur des télomères, cet excellent indicateur du vieillissement biologique déjà évoqué. L'âge perçu devient ainsi un important marqueur de longévité, il devient même très significatif chez les sujets au-delà de 70 ans.

Si l'on paraît plus jeune, on augmente ses chances de vivre plus longtemps

Dans le même esprit, dès 2001, le professeur Bulpitt pilote à Londres une étude portant sur des sujets paraissant beaucoup plus âgés que leur âge réel. L'expérimentation réunit 318 hommes et 129 femmes. Vingt critères sont retenus pour définir l'âge d'apparence des sujets au moment de l'étude. Les scientifiques notent alors qu'il existe certaines corrélations entre l'âge perçu par l'entourage et certaines constantes biologiques. Ainsi, les hommes qui paraissent plus vieux que leur âge présentent un cholestérol plus élevé et des modifications du taux d'hémoglobine. L'hémoglobine est un pigment contenu dans les globules rouges, qui transfère l'oxygène des poumons vers les tissus du corps humain. Pour les femmes, des modifications du taux de bilirubine

1. Voir chapitre « Les aliments, source de jeunesse ».

(pigment biliaire provenant de la dégradation de l'hémoglobine) et de la vitesse de sédimentation sont mises en évidence.

En 2009, cette même équipe dresse une nouvelle liste de critères afin de définir le véritable âge biologique d'une personne. Les scientifiques proposent ainsi un index modifié, incluant la pression artérielle systolique, le taux d'urée (qui reflète l'état de la filtration rénale), l'albumine, la bilirubine et la vitesse de sédimentation (examen sanguin permettant de donner des indications sur la présence d'un état inflammatoire ou infectieux).

La lecture se fait dans ce sens : plus les chiffres d'urée, de bilirubine, de vitesse de sédimentation et de pression artérielle sont bas, meilleurs sont les résultats. Les auteurs de la publication découvrent alors que la sensibilité de cet index est de 78 %, avec une spécificité de 51 % sur la prédiction de mortalité. Initialement, la calvitie et/ou la couleur grise des cheveux a été étudiée pour rechercher si la modification de la couleur des cheveux est un marqueur fiable de l'âge biologique du sujet. Plusieurs études prouvent que ces deux arguments n'entrent jamais en ligne de compte pour déterminer l'âge biologique réel d'une personne. En revanche, parmi les critères d'évaluation de l'âge perçu, certains éléments sont mis en évidence : l'ouverture des yeux, l'uniformité de la couleur de la peau, l'épaisseur des lèvres, les cernes et les poches sous les yeux, les rides du sillon nasolabial et les taches brunes sur la peau.

Il est possible que les petits vaisseaux sanguins chargés notamment d'apporter l'oxygène à la surface de la peau soient abîmés par le cholestérol ou le tabac, et donnent un « coup de vieux » au visage. De nombreux travaux démontrent, à travers « le visage des fumeurs », qu'après dix ans de tabac ils paraissent nettement plus vieux que leur âge. La faute revient à la nicotine, qui resserre le calibre des vaisseaux sanguins et réduit l'apport en oxygène. Les expositions répétées au soleil contribuent également à une accélération du vieillissement de la peau. Les deux ensemble font un mauvais mélange.

Pas de chirurgie esthétique miracle sur une peau abîmée : notre vraie jeunesse est dans nos marqueurs biologiques

Il est fréquent de croiser des personnes qui utilisent du Botox® ou de l'acide hyaluronique en injection pour combler des rides, ou recourent à la chirurgie esthétique. Leur visage est lisse et tendu, les cheveux sont colorés avec soin, et pourtant elles continuent à faire leur âge et parfois même davantage. Ces constatations sont en corrélation avec ces nombreuses études selon lesquelles « ce n'est pas la couleur grise des cheveux ou la calvitie qui entrent dans les critères de l'âge perçu par les autres mais d'autres critères en phase avec les données biologiques ».

Il semble que les nouveaux marqueurs biologiques du vieillissement, comme le taux de cholestérol ou le taux d'hémoglobine, correspondent à des facteurs témoins d'une bonne oxygénation des tissus. Ils confortent, au plan scientifique, la vérité de cette expression souvent invoquée par ceux qui font fi de leurs rides : « La vraie jeunesse vient de l'intérieur. » Il suffit d'observer la peau grisâtre des fumeurs, striée de rides précoces, pour avoir conscience de l'importance que revêt une bonne vascularisation.

La médecine et la chirurgie esthétique ne feront pas de miracle si le tissu de base est ravagé par le soleil et le tabac, et que des plaques d'athérosclérose obstruent partiellement les vaisseaux sanguins. C'est comme si l'on demandait à un grand couturier de créer une belle robe avec un tissu abîmé. Une bonne hygiène de vie se traduira par de bons résultats sur les marqueurs biologiques du vieillissement. La médecine et la chirurgie esthétique obtiennent d'ailleurs leurs résultats les plus spectaculaires chez les sujets qui, au départ, paraissent moins que leur âge, et qui vont ainsi remonter le temps encore plus loin. Ainsi le cercle vertueux récompense-t-il une bonne hygiène et une prévention efficace au cours de sa vie.

Une personne âgée, c'est quelqu'un qui a dix ans de plus que vous

L'âge que l'on estime avoir se révèle parfois très différent de celui perçu par notre entourage. De nombreux décalages existent entre l'âge réel et celui de l'état civil. Pour beaucoup d'entre nous, être « vieux », c'est en fait avoir dix ans de plus que notre âge actuel. Bien sûr, le premier décalage est personnel. Peu de personnes se pensent à travers leur âge réel. La tendance est plutôt de se voir plus jeune que ce que l'on est.

Parfois poussée à l'extrême, cette perception induit des comportements paradoxaux qui peuvent surprendre. Dans le cerveau se loge une zone anatomique appelée « zone du schéma corporel ». Elle représente l'image que nous avons de notre corps, même lorsque nous n'y pensons pas. L'existence de cette zone permet de comprendre plusieurs phénomènes : le sujet obèse qui a maigri conserve des gestes de gros ; celui dont on vient d'amputer une jambe continue à souffrir de celle-ci après l'intervention.

En fait, le schéma corporel du cerveau se modifie beaucoup plus lentement que le corps. Du coup, il arrive souvent que cette zone intègre la silhouette de la jeune fille ou du jeune homme, par exemple, et ne s'adapte qu'avec un temps de retard au profil d'un sujet qui change au fil du temps. D'ailleurs, la plupart des gens s'étonnent quand ils franchissent le cap d'une nouvelle dizaine. Qu'ils soient rassurés ! Car cette perception du décalage s'avère bénéfique pour la santé. Plus ce décalage est marqué, plus le sujet augmente ses chances de vivre plus longtemps en meilleure santé. En effet, le grand danger du vieillissement, c'est la sédentarité, la perte de mouvement. Se comporter comme un vieux, c'est réduire son champ d'action, moins se déplacer, aller moins vers les autres.

C'est aussi dangereux pour les coronaires que pour le cerveau. Moins on bouge, plus les risques cardiovasculaires se font jour. Moins on stimule son cerveau, plus il s'engourdit. La perte progressive de la capacité d'adaptation pousse un individu vers l'immobilité. Combien de retraités se disent débordés par la survenue de tout petits événements ! Une personne qui se sent plus jeune se comportera comme une personne plus jeune ; elle augmentera son niveau d'activité, ira à la découverte de personnes qu'elle ne connaît pas, prendra des risques.

L'absence de prise de risques constitue un danger majeur d'accélération du vieillissement. Nous voici aux antipodes du politiquement correct. En effet, quel est le discours classique tenu aux personnes âgées ? Je peux le résumer en quelques phrases : « Surtout sois prudent, ne t'éloigne pas trop, méfie-toi quand tu ne connais pas, n'ouvre pas ta porte à n'importe qui, ne sors pas s'il fait trop froid... »

Les entreprises commerciales de tous bords ont bien compris qu'elles tenaient là un marché gigantesque à portée de main, elles qui prospèrent sur ce besoin de sécurité, sur la peur. Pour elles, le « il ne vous arrivera rien » constitue un argument marketing de choc. La maison est présentée comme un blockhaus coupé de l'extérieur et hypersécurisé. Il en va de même pour les maisons de retraite, chics ou pas chics, médicalisées ou non. Or gardons à l'esprit que cette surprotection de l'extérieur provoque un effondrement intérieur, lequel nous expose à la maladie. La sédentarité fatigue le cœur. N'étant plus sollicité par des exercices, il accélère sa fréquence cardiaque de repos et, progressivement, perd de sa capacité à faire face aux efforts.

Nous sommes conçus pour le mouvement. Afin de rester en bonne santé, il nous faut demeurer en activité, physique et intellectuelle, le plus longtemps possible.

En vieillissant, on peut conserver et surtout développer ses capacités intellectuelles, mais aussi les développer

Contrairement aux idées reçues, le cerveau, en vieillissant, peut créer de nouvelles connexions et de nouveaux neurones. Notre cerveau fonctionne comme un ordinateur : plus il dispose de connexions, plus il pense et réagit vite. Mais nous bénéficions d'un avantage sur les machines : le nombre élevé de ces connexions favorise notre créativité. Des personnages illustres sont là pour nous ouvrir la voie.

Ainsi de Picasso, qui, jusqu'à sa mort à 92 ans, a continué de peindre de grandes œuvres. À 74 ans, Einstein publie la théorie de la physique unifiée. Quant à Freud, il signe, à 80 ans révolus, des ouvrages essentiels. Stradivarius cisèlera son dernier violon à… 93 ans. Le cerveau, comme les muscles, doit être stimulé régulièrement. Les expériences réalisées avec des rats de laboratoire prouvent qu'ils développent des neurones plus gros et davantage de connexions lorsqu'ils sont exposés à un environnement vivifiant.

Ces neurones sont essentiels pour transmettre les informations extérieures ou intérieures, pour les analyser et les mémoriser. Le nombre de neurones conditionne la qualité de traitement des signaux (qui sont de l'ordre du millième de seconde) et aussi les temps d'interprétation (inférieurs au dixième de seconde). Par la création de nouveaux neurones, le cerveau entrainé augmente ses capacités d'adaptation rapide aux différentes situations rencontrées. C'est la clef d'une bonne santé intellectuelle.

À la Washington University, le professeur Cohen a démontré qu'il est possible que notre cerveau reste capable, entre 50 et 70 ans, de créer de nouveaux neurones actifs qui le rendront plus performant. Très réceptif à l'entraînement, le cerveau réagit par la création de connexions supplémentaires. Il devient plus robuste et se protège efficacement du vieillissement. L'activité cérébrale augmente la mémoire, développe la créativité et active la vitesse de pensée. La créativité n'est pas seulement utile au plan artistique ou scientifique, elle se met également au service de notre vie quotidienne quand il s'agit de faire son jardin, d'aménager sa maison, de résoudre les petits problèmes de la vie courante.

La stimulation du cerveau est considérée comme vitale pour demeurer en bonne santé. Le raviver, c'est partir à la rencontre de nouvelles personnes, voyager, se lancer dans des activités que l'on n'a jamais pratiquées. Le cerveau perd ses capacités dans les activités trop protégées, routinières. Au contraire, les difficultés le fortifient jour après jour. De ce point de vue, l'activité professionnelle poussée le plus longtemps possible est une option excellente.

Attention : l'activité physique quotidienne, à raison de 30 minutes par jour, participe à notre bonne forme en général, et à celle du cerveau en particulier, auquel elle permet une meilleure circulation sanguine et une bonne oxygénation. Les liens sociaux revêtent une importance primordiale, de même que ces petits exercices tels que l'apprentissage d'une langue étrangère ou de simples mots croisés.

CHAPITRE 21

Retarder l'âge de la ménopause

La ménopause constitue un passage à risque dans la vie d'une femme. En France, elle survient en moyenne autour de 50 ans. Elle correspond à l'arrêt des règles depuis plus d'une année et se définit ainsi : les follicules ovariens diminuent en nombre, soit parce qu'ils ont été utilisés pour les cycles ovariens, soit parce que les cellules folliculaires ont dégénéré par le phénomène dit d'« atrésie folliculaire liée à l'âge ».

La ménopause ne surgit pas du jour au lendemain. Elle est précédée d'une période qui peut s'échelonner de deux à sept ans, que l'on appelle la périménopause. En pratique, l'ovulation devient beaucoup plus irrégulière. Les prises de sang réalisées pendant cette période montrent des taux d'œstrogènes sanguins très fluctuants, ce qui correspond aux cycles qui deviennent irréguliers. Les premiers symptômes apparaissent au cours de cette période, mais on observe cependant de grandes variantes d'une femme à l'autre. À variations hormonales identiques, les femmes ont des réactions différentes.

Des facteurs variés

Des facteurs génétiques, socioculturels ou psychologiques permettent ainsi d'interpréter ces écarts de symptômes.

Premier d'entre eux : les fameuses bouffées de chaleur qui concernent plus d'une femme sur deux. D'abord ressenties au niveau du tronc, elles montent vers le cou et le visage en l'espace de quelques secondes, voire quelques minutes. Les bouffées de chaleur s'accompagnent parfois de palpitations, de sautes d'humeur et d'insomnies. Dans d'autres cas, ce ressenti pénible est assorti de coups de pompe à la mi-journée, d'épisodes de dépression, d'anxiété ou d'irritabilité pour des petits riens. Parfois, ce sont des maux de tête, des changements d'humeur, un caractère instable et des tensions mammaires. La fin de cette période correspond à l'arrêt des cycles pendant un an ; cet arrêt marque le début de la ménopause.

Aux symptômes décrits précédemment s'ajoutent d'autres manifestations, elles aussi variables d'une femme à l'autre : sécheresse vaginale, diminution de la libido, sueurs nocturnes. Mais, encore, pour certaines, un état de grande fatigue, une baisse de la densité osseuse pouvant aller jusqu'à l'ostéoporose, une prise de poids pouvant atteindre parfois 20 kilos. La perte osseuse tourne autour de 2 % à 3 % par an pendant les dix premières années, pour ensuite se stabiliser à 1 % par an les années suivantes.

Il arrive que d'autres problèmes surviennent, comme l'incontinence urinaire d'effort. En effet, les baisses d'hormones, en particulier les œstrogènes, favorisent l'atrophie des muscles du périnée. Lors d'efforts soutenus, d'éclats de rire, de toux, même d'éternuements, de petites quantités d'urines peuvent être libérées involontairement. Avant la ménopause, la femme est globalement protégée des maladies cardio-vasculaires. Les infarctus du myocarde sont rares et correspondent soit à des personnes qui fument beaucoup et qui prennent la pilule sans surveillance médicale, soit à des facteurs de prédisposition génétique.

À partir de la ménopause, les risques cardio-vasculaires des femmes deviennent identiques à ceux des hommes. La ménopause correspond à une phase d'accélération du vieillissement et à une diminution du bien-être. Plus tard elle se profile, plus l'organisme reste jeune et bien protégé. D'où ce supplément de jeunesse et de santé qui consiste à retarder la ménopause. Certaines solutions, déjà applicables, mettent ainsi en place une nouvelle stratégie de prévention féminine du vieillissement.

Comment retarder l'âge de la ménopause ?

La première question posée, c'est l'âge auquel la ménopause surviendra chez une femme. Un âge variable d'une population à l'autre. Les ménopauses précoces s'installent vers 40 ans, les tardives, vers 55 ans. Une équipe de chercheurs vient de mettre au point un nouveau test capable de prédire l'âge auquel une femme atteindra ce stade. Le test en question est basé sur la mesure des taux d'une hormone particulière, dénommée hormone antimüllérienne (AMH), hormone normalement sécrétée par les ovaires.

Le professeur Ramezani a ainsi prélevé le sang de plus de 250 femmes âgées de 20 à 49 ans, et ce tous les trois ans. Remarque formulée par les gynécologues : cette hormone ovarienne baisse progressivement au cours de la vie génitale. À partir de ces données, et en établissant un modèle statistique, ces chercheurs sont capables de prédire, pour 63 femmes participant à l'expérimentation, l'âge exact auquel elles atteindront la ménopause. Et leur constat est le suivant : un taux faible de l'hormone à l'âge de 20 ans conditionne une ménopause précoce (parfois avant 40 ans). À l'inverse, un taux élevé prédit une ménopause tardive après 50 ans.

Ces données, qui demandent désormais confirmation auprès d'une population plus large, nous éclairent sur la possibilité, pour une femme, de mieux organiser l'arrivée de ses enfants dans sa vie. Un atout précieux que cette gestion de son propre planning familial, à une époque où les mariages et les grossesses sont de plus en plus tardifs. Des facteurs génétiques doivent aussi être pris en compte, en comparant l'âge de la ménopause de la mère et celui de la grand-mère. Mais l'information contenue dans ce test peut, à tort, être vécue comme une fatalité.

Car il apparaît désormais possible de faire bouger l'inéluctable.

Deux éléments apparaissent déterminants pour accélérer ou retarder l'âge de la ménopause. Il s'agit de facteurs bien connus, mais dont on ne soupçonnait absolument pas, jusqu'à présent, le rôle clé qu'ils seraient amenés à jouer dans ce domaine. Ces deux déclencheurs sont le taux de cholestérol et la pression artérielle diastolique. Précisons d'emblée que nous sommes aujourd'hui en mesure de les réguler, et ainsi de bouger, grâce à eux, ce curseur de l'arrivée de la ménopause.

Le principe de base, c'est de bien protéger le stock précieux d'ovocytes. Le stock de follicules ovariens est acquis à la naissance, tandis que l'épuisement de ce même stock est constaté à la ménopause. Le vieillissement ovarien commence donc dès le début de la vie fœtale et se poursuit jusqu'à la ménopause. Il correspond à l'appauvrissement du stock et à l'altération de la qualité des follicules. À 5 mois dans le ventre maternel, le fœtus dispose d'un capital de 5 à 7 millions de follicules. À la naissance, ce capital tombe de 1 à 2 millions, pour descendre à la puberté à un palier de seulement 400 000 follicules. Et la dégringolade se poursuit : 25 000 à 37 ans, 10 000 à 40 ans. À la ménopause, l'ancien stock n'est plus qu'un petit pécule de 1 000 follicules.

Le seuil critique se situe à 25 000. Cette diminution du capital folliculaire est due à l'atrésie. La première conséquence de ces courbes se traduit par une diminution progressive de la fertilité à laquelle s'ajoutent des fausses couches plus fréquentes avec l'âge. Le taux de l'hormone antimüllérienne (AMH), exclusivement sécrétée par l'ovaire, est un facteur prédictif servant à déterminer l'âge probable de la ménopause. Les facteurs hormonaux servent de marqueurs pour suivre l'évolution du système hormonal féminin.

Une autre hormone, la FSH, sécrétée par l'hypophyse, dont la mission est de stimuler les follicules ovariens, voit son taux grimper progressivement dans les années qui précèdent la ménopause, comme si l'organisme se préparait à faire face à la chute du stock de follicules ovariens en appuyant à fond « sur son starter ». D'autres hormones luténéisantes (LH) fonctionnent sur le même modèle.

Décryptons le mécanisme du phénomène : ces hormones, sécrétées par l'hypophyse, sont elles-mêmes déclenchées par des hormones sécrétées par une autre partie du cerveau appelée l'hypothalamus. Si le taux d'hormones circulantes est correct, l'hypothalamus sécrète peu d'hormones en direction de l'hypophyse, qui, à son tour, en produira moins vers les follicules ovariens. Le taux d'hormones circulantes fonctionne comme une sorte de sonde de thermostat, afin de dicter à l'hypothalamus la conduite à tenir. Cette boucle explique parfaitement l'élévation des hormones de stimulation dans les années qui précèdent la ménopause.

Les études permettent d'analyser à quel point cette perte du stock de follicules ovariens de bonne qualité apparaît fondamentale pour expliquer le phénomène de la ménopause. Une question : pourquoi cette disparition lente et progressive du nombre de follicules ovariens au fil des années de la vie d'une femme est-elle inévitable ? Réponse : aucun système de régénération par les cellules souches n'existe, et le nombre de follicules qui pourront ovuler est très faible en comparaison du stock initial. En pratique, 99 % des follicules vont évoluer vers un phénomène d'atrésie au cours de leur développement. Si le taux initial s'était maintenu, l'âge de la ménopause serait de 71 ans !

L'atrésie folliculaire se définit par une dégénérescence du follicule, empêchant ainsi l'expulsion de l'ovule. 99 %

de ces follicules vont donc dégénérer, ce qui s'apparente à un grand gâchis biologique. Certains facteurs ont une influence sur cette atrésie. Ainsi l'hormone FSH, facteur stimulant et déterminant de la croissance folliculaire. Au-delà de 40 ans, nous l'avons vu, son taux remonte pour mieux stimuler les ovaires, qui commencent à montrer des signes de défaillances.

Il est possible que la poussée de cette hormone stimulante augmente en fait les risques d'atrésie, comme le ferait un automobiliste en noyant son moteur qui, sous l'afflux de trop de carburant, refuse de démarrer. L'ovaire donne alors la mesure de son vieillissement biologique au regard du nombre de follicules restants.

Le rôle étonnant du cholestérol dans le déclenchement de la ménopause

Une équipe mixte de scientifiques américains et néerlandais a eu récemment l'idée de rechercher les facteurs biologiques qui influent sur la date à laquelle la ménopause se produit. Réussir une telle mission nécessite de suivre pendant un demi-siècle une population de femmes, de leur naissance jusqu'à la ménopause, de connaître parfaitement plusieurs données : facteurs génétiques, antécédents familiaux, et état de santé établi au regard des examens médicaux et des prises de sang annuels. Puis, en fonction de tous ces paramètres, il s'agit de déterminer à quel âge ces femmes seront en ménopause.

Vaste chantier que cette étude à grande échelle, qui implique le recours à une base de données portant sur plusieurs milliers de femmes, pour qu'apparaissent, au final, les facteurs contribuant à accélérer ou à retarder l'âge de la ménopause. Notons le grand écart qu'une telle étude engendre sur l'échelle du temps : si elle avait démarré en 2010, elle n'aurait délivré ses résultats qu'en… 2060 !

Or ces données existent déjà. Mais elles n'avaient jamais été exploitées dans un tel cadre. Il s'agit, en fait, de la célèbre étude de Framingham. Framingham est une petite ville située près de Boston aux États-Unis qui, depuis 1948, est à l'origine d'importantes découvertes médicales. Représentative de la population américaine – c'est là sa simple caractéristique –, Framingham s'est engagée à devenir un véritable laboratoire humain afin d'analyser les méthodes de prévention, et tout spécialement en matière de maladies cardio-vasculaires.

L'aventure a donc commencé en 1948, et elle se poursuit encore de nos jours, avec la troisième génération de candidats à l'expérimentation. Il s'agit d'une collecte sans précédent d'informations médicales auprès d'une population donnée, et qui comporte même le stockage d'échantillons sanguins des participants depuis sa création.

À la barre de cette étude, les scientifiques du NHLBI, l'institut référent du cœur, des poumons et du sang. Lors du lancement de l'étude, on ne sait rien des facteurs de risques qui conduisent aux maladies cardio-vasculaires, et plus particulièrement ceux qui provoquent l'infarctus du myocarde. Concernés au premier chef par cette maladie, les Américains ont ainsi lancé l'une des études de population les plus importantes du siècle : plusieurs milliers de personnes se pliant aux exigences d'un suivi médical méticuleux, et ce tout au long de leur vie, afin que l'on puisse mieux appréhender ce qui nous protège ou nous expose aux différentes maladies cardio-vasculaires.

Les volontaires de 1948 étaient composés de 2 873 femmes et de 2 336 hommes, une deuxième cohorte est venue les rejoindre en 1971 avec 2 483 hommes et 2 641 femmes, et, pour finir, une troisième en 2005, peuplée de 1 913 hommes et de 2 182 femmes. Il s'agit là d'un échantillon de population exceptionnel, tant au regard du grand nombre de participants impliqués dans l'aventure que par la portée de ses résultats, statistiquement significatifs. Une étude dont la durée s'étale sur plus de cinquante ans permet de comprendre comment des maladies peuvent provenir de phénomènes qui n'interviennent que très lentement.

C'est au sein de ce laboratoire humain de Framingham que l'on a compris, dès les années 1960, le rôle néfaste du tabac, du cholestérol, de l'obésité et de la sédentarité dans les maladies cardio-vasculaires. Dans les années 1970, le rôle déterminant de l'hypertension artérielle est, à son tour, mis en évidence. Cette étude a vraiment joué un rôle dans le reflux des maladies cardio-vasculaires, grâce à une meilleure compréhension de ses origines. En isolant chaque facteur de risque, des progrès importants ont pu ainsi être réalisés en matière de prévention.

C'est aussi et encore l'étude de Framingham qui servira d'observatoire aux chercheurs, capables, désormais, de cibler les éléments qui jouent un rôle déterminant dans l'arrivée de la ménopause. Une période intéresse tout spécialement les chercheurs : la période de dix ans qui précède la ménopause et, plus précisément encore, la décade qui précède la période préménopausique. En effet, cette période est particulièrement intéressante, car il n'y a justement aucune incidence des facteurs liés à la préménopause ou à la ménopause sur les paramètres étudiés. En effet, les mesures effectuées avant le déclin de la fonction ovarienne sont indépendantes des mouvements hormonaux qui se déclenchent avant et pendant la ménopause.

Les chercheurs notent cette concomitance entre de nombreux facteurs à l'origine de risques cardio-vasculaires et ces mêmes facteurs qui interviennent également lors du déclenchement de la ménopause. L'explication avancée est la suivante : les ovaires sont des organes très vascularisés, donc sensibles, à travers leurs fins vaisseaux, à la moindre diminution d'oxygène.

Cette dernière provoque une mauvaise irrigation du tissu ovarien, donc une perte accélérée des ovocytes. De fines plaques d'athérosclérose se déposent sur les systèmes d'irrigation des ovaires, ce qui constitue un facteur de risque, dans la mesure où le calibre de ces petites artères se resserre, réduisant ainsi la quantité d'oxygène nécessaire au bon fonctionnement des ovaires.

Par ailleurs, il est possible que ces facteurs influents négativement sur le système endocrinien. Par l'étude des effets négatifs de la nicotine, les médecins ont isolé un effet antiœstrogénique, ainsi que des effets toxiques sur les follicules ovariens de ce composé du tabac. Dans ce contexte, il n'est d'ailleurs pas surprenant qu'une femme fumeuse pendant les dix années qui précèdent la ménopause constate justement que celle-ci est avancée de 1,6 an.

Les études font apparaître qu'il existe bien une corrélation entre un taux de cholestérol élevé avant la ménopause et la survenue précoce de cette dernière. Inversement, un taux de cholestérol bas est en rapport direct avec un âge de la ménopause plus tardif. Veiller à faire tomber le plus possible le taux de cholestérol apparaît déterminant pour retarder cette échéance, en sachant que le taux de cholestérol idéal se situe à 2 grammes par litre. Beaucoup de Français sont concernés par un taux de cholestérol en excès, qui touche environ 20 % de la population adulte, soit l'équivalent de 12 millions de personnes environ.

Des différences existent d'un pays à l'autre mais, aussi, à l'intérieur d'un même pays, d'une région à l'autre. À titre d'exemple, en France, les habitants du Nord et de l'Est présentent des taux de cholestérol plus élevés que ceux qui vivent dans le Sud-Ouest. Pourtant, ne nous y trompons pas : on ne pourrait pas vivre sans cholestérol, car il s'agit là d'un constituant naturel indispensable au bon fonctionnement de l'organisme. Il entre dans la composition de l'enveloppe de nos cellules et dans la constitution de très nombreuses hormones. Il permet par ailleurs la synthèse de la vitamine D. Le cholestérol est produit aux trois quarts par le foie. Seul un quart provient de notre alimentation quotidienne.

Une nouvelle preuve des dangers du mauvais cholesterol

Il existe deux types de cholestérol, le bon (HDL) et le mauvais (LDL). Schématiquement, le mauvais est produit par le foie et se dirige vers nos cellules, avec la mauvaise habitude, au passage, de se déposer sur les artères. Il contribue ainsi à la formation de plaques qui rétrécissent progressivement le calibre des artères. Toutes les artères de l'organisme peuvent être concernées par ce phénomène : les artères coronaires, avec le risque d'infarctus du myocarde ; les artères carotides, qui alimentent le cerveau avec des risques d'hémiplégie ; les artères des jambes, avec les risques d'artérite. Les artères de petit calibre sont touchées en priorité, en particulier celles qui irriguent le cœur, le cerveau ou les jambes. Le bon cholestérol est, quant à lui, transporté des cellules vers le foie, pour ensuite s'éliminer par la bile. Il contribue ainsi à se débarrasser du cholestérol en excès.

Rappelons et soulignons que seul l'excès de mauvais cholestérol dit LDL comporte un risque. La prise de sang est le seul examen permettant de le détecter. J'insiste tout particulièrement sur le fait que cette prise de sang doit se pratiquer après 12 heures de jeûne, c'est-à-dire entre la fin du dernier repas et l'arrivée au laboratoire d'analyses médicales.

Par ailleurs, il faut souligner que la grossesse peut perturber le taux de cholestérol, et qu'il est préférable de contrôler celui-ci trois mois après l'accouchement. En cas de pilule contraceptive, il est important de consulter son médecin traitant si le cholestérol est élevé. Face à un taux de cholestérol élevé, il faut tenir compte d'un certain nombre de paramètres. S'il est classique de considérer le taux idéal de cholestérol à 2 g/l, ce taux doit se situer avant 30 ans entre 1,50 et 2 g/l. Certains médicaments peuvent provoquer une montée du cholestérol, comme des antihypertenseurs (bêtabloqueurs), les contraceptifs oraux, la cortisone, différents traitements de l'acné (rétinoïdes) ou encore les traitements hormonaux substitutifs de la ménopause. Des maladies telles que l'hypothyroïdie peuvent aussi provoquer indirectement une hausse de cholestérol.

Le taux de bon cholestérol doit se situer entre 0,40 et 0,60 g/l, et le taux de mauvais cholestérol entre 1 et 1,60 g/l. C'est au médecin traitant qu'il appartient d'interpréter le taux de cholestérol, car les chiffres ne sont pas les seuls indicateurs à prendre en considération. Il faut aussi tenir compte de nombreux autres facteurs tels que l'âge, l'hérédité ou encore le tabagisme, qui modulent la conduite à tenir face aux résultats d'analyse. L'excès de cholestérol provient de diverses origines : soit un excès en graisses saturées provenant de graisses animales, soit des facteurs génétiques (il arrive que l'on retrouve dans la famille d'autres personnes présentant un excès de cholestérol).

Si son taux est trop élevé, je conseille de commencer par l'adoption, pendant six mois, de mesures hygiéno-diététiques : perdre du poids, faire de l'exercice physique quotidien, limiter la consommation de graisses saturées, sans omettre de bannir le grignotage et de limiter la consommation de sucre au quotidien. Une nette corrélation entre prise de sucre en excès et taux de cholestérol à la hausse a récemment été établie par des chercheurs.

Si ces mesures ne suffisent pas, il est possible aujourd'hui d'utiliser des aliments contenants des phytostérols (yaourts...) permettant de repousser le cholestérol, avec une baisse de 10 et 15 %. La pratique d'une activité physique quotidienne (30 minutes de marche rapide et sans pause par exemple) contribue à diminuer le cholestérol, tout en augmentant le pourcentage de bon cholestérol. Si le problème persiste, le médecin traitant pourra avoir recours aux traitements médicamenteux. Il est essentiel d'avoir les données d'études en mémoire : pour chaque augmentation de 0,20 mg/dl (0,52 mmol/l) de cholestérol pendant les dix ans qui précèdent la ménopause, le résultat sera une ménopause avancée de 2,6 ans (en moyenne). À l'inverse, pendant cette même période, la chute du cholestérol a un impact important. Une baisse de 0,20 mg/dl du cholestérol retarde de 4,16 ans la date d'apparition de la ménopause.

Le mauvais rôle de l'hypertension

L'hypertension artérielle est également un facteur de risque de ménopause précoce. Comme le disait l'écrivain américain Allan Gurganus : « Il faut accepter de changer. Dès qu'on se durcit, les artères en font autant. »

Une corrélation est établie entre une pression artérielle trop élevée et la survenue de la ménopause. Nous retrouvons là un mécanisme analogue à celui du cholestérol. Plus la pression artérielle s'inscrit dans les limites basses des normes physiologiques, plus elle augmente ses chances de retarder cette échéance.

Huit millions de Français sont concernés par l'hypertension artérielle. Celle-ci est à l'origine, en France et chaque année, de plus de 130 000 infarctus du myocarde, de 140 000 accidents vasculaires cérébraux et de 170 000 décès. Environ un hypertendu sur deux s'ignore. La pression artérielle correspond à une contraction du cœur qui chasse le sang dans les artères. En moyenne, il se contracte 70 fois par minute. Le mécanisme est le suivant : la pression est maximale pendant la phase d'éjection du sang vers les artères (pression systolique). Entre deux contractions, le cœur se relâche, et la pression diminue jusqu'à ce que les artères présentent une pression basse : c'est la pression minimale ou diastolique. Chaque minute, le cœur au repos va ainsi propulser 5 litres de sang vers les artères.

À partir de 14/9, on commence à parler d'hypertension artérielle. Pour être fiables, ces chiffres doivent se retrouver à plusieurs reprises. Quand un patient présente une hypertension artérielle, lors d'un premier examen au cabinet médical, je crains toujours l'effet « blouse blanche ». Ce phénomène, bien connu des médecins, s'explique par le fait que le patient est angoissé de voir son praticien.

Je recommande donc souvent l'achat à la pharmacie d'un tensiomètre électronique, qui permet de mesurer soi-même sa pression artérielle. Souvent, les chiffres relevés à la maison sont différents de ceux notés lors de la consultation. Cet appareil peut se révéler utile pour contrôler sa pression artérielle dans les conditions de la vie courante. Au même titre que le thermomètre des familles, l'appareil électronique à tension trouve une place légitime pour une bonne prévention. Veillez à acheter un appareil homologué et à l'utiliser aux deux bras, car des différences existent d'un bras à l'autre. La position assise est recommandée. Je conseille également de se reposer plusieurs minutes avant l'examen, et de poser le bras sur une table, de manière que le brassard soit à la hauteur du cœur.

L'hypertension artérielle provoque la formation de plaques d'athérome sur les artères, diminuant ainsi leurs calibres. Plus la tension est élevée, plus le risque augmente. Plusieurs facteurs favorisent l'hypertension artérielle : l'alimentation trop riche en sel ou en graisses, la surcharge pondérale, le manque d'exercice physique, la consommation trop forte d'alcool, le tabac, le stress, certains médicaments comme les contraceptifs oraux, des aliments tels que la réglisse et enfin l'hérédité.

L'idéal serait de contrôler sa pression artérielle toute sa vie, tous les ans et quel que soit l'âge. Quand elle est trop forte, elle ne donne pas toujours des symptômes. Elle peut même ne donner aucun signe. La personne ressent parfois une impression de bourdonnement dans les oreilles, des mouches volantes, des maux de tête ou même des saignements de nez.

Il est donc impératif de traiter l'hypertension artérielle, car, en provoquant le rétrécissement des artères, elle peut, comme nous l'avons vu, entraîner infarctus du myocarde, hémiplégies et artérites des membres inférieur. Ce risque est d'autant plus marqué que s'associent diabète, excès de cholestérol, excès de poids ou tabagisme. Beaucoup d'organes se trouvent menacés par cette hypertension : les reins, avec le risque d'insuffisance rénale, mais aussi les yeux avec des lésions qui peuvent atteindre la rétine.

La corrélation entre l'âge de la ménopause et l'hypertension artérielle incite, pour une femme, à contrôler la pression artérielle, et ce dès le plus jeune âge. L'idéal étant de garder « sa tension de jeune fille », c'est-à-dire de se situer dans les limites physiologiques basses. L'alimentation devra en tenir compte en réduisant le sel. Adopter le simple réflexe de faire disparaître la salière de la table est une très bonne idée. De toute évidence, la diminution du poids et l'exercice physique régulier jouent un rôle de premier plan.

L'arrêt du tabac est plus que recommandé : fumer une cigarette provoque une montée de la pression artérielle de 5 à 10 mmHg dans les 30 minutes. Les chiffres fournis par l'étude sont éloquents : « Dans les dix ans qui précèdent la préménopause, une élévation de 10 mmHg de la pression systolique provoque une ménopause qui apparaîtra 3,4 ans plus tôt ; une baisse de 10 mmHg dans cette même période retarde la ménopause de 1,5 an. » Pour la pression diastolique (le chiffre le plus bas quand on prend la tension), une augmentation de 10 mmHg provoque une apparition de la ménopause avec une avance de 7,3 ans, alors qu'une baisse de 10 mmHg dans cette même période retarde l'apparition de 2,4 ans.

Et, si ces mesures hygiénodiététiques s'avèrent insuffisantes, le médecin prendra, s'il le juge nécessaire, la décision d'un traitement médicamenteux.

Comment repoussera-t-on, dans l'avenir, l'âge de la ménopause encore plus loin ?

Les travaux cliniques de dernière heure nous ouvrent des voies nouvelles et passionnantes. Alors que la ménopause apparaissait, jusqu'à présent, comme une fatalité, des spécialistes sont en passe de démontrer qu'il est possible de repousser les frontières du possible. Dans cet axe de réflexion, les travaux du professeur Antonin Bukovsky de l'Université du Tennessee sont particulièrement stimulants. Son expérimentation tient en quelques gestes : prélever des cellules à la surface des ovaires de cinq femmes âgées de 39 à 52 ans, pour les transformer, au laboratoire, en œufs humains fertiles.

Soulignons que ces cellules, pour être parfaitement conservées, doivent être placées dans des milieux spécifiques aux compositions complexes. Le prélèvement de cette petite fraction d'ovaire peut s'effectuer par laparoscopie. Cette technique, qui permet de visualiser la cavité abdominale, autorise également d'effectuer des prélèvements. Des laboratoires spécialisés mettent au point ces solutions, très prometteuses pour l'avenir.

Ce pari pourrait bien dans un futur proche, révolutionner la condition féminine… biologique : reculer l'âge de la ménopause, faire gagner aux femmes dix ans de jeunesse.

Car cette technique, par laquelle on peut ainsi prélever, avant la ménopause, un stock de follicules, autorisera peut-être un jour la création d'une banque de stockage d'un genre nouveau, capable de fonctionner telle une réserve, en prévision d'usages ultérieurs.

À la clé, plusieurs conquêtes : permettre le développement de nouveaux follicules ovariens, grâce à cette capacité de production de nouveaux œufs. Cette technique pourrait, à l'avenir, retarder l'âge de la ménopause d'environ dix à douze ans. D'où cette autre liberté, pour les femmes en préménopause, de réussir une grossesse tardive.

L'idée est simple. Il s'agit de prélever un stock de follicules quand l'organisme féminin en possède encore quelques centaines de milliers. Un prélèvement minime, soit, mais qu'il s'agira de réimplanter à un stade où le nombre de ces follicules s'effondre. Bien entendu, de nombreux obstacles doivent être préalablement résolus, en particulier l'impact traumatique d'une laparoscopie, qui correspond à une intervention chirurgicale, et dont il faudra triompher de certaines contre-indications néfastes. Mais les recherches se poursuivent, afin de contourner ces obstacles. Et il est permis d'espérer, dans un futur proche, de voir les femmes qui le désirent bénéficier de ce « capital assurance » inédit.

Un enfant après 40 ans, gage de longévité ?

Enfin, voilà une bonne nouvelle à l'adresse des nombreuses primipares lancées dans la belle aventure d'une maternité tardive : avoir un enfant à 40 ans triple les chances de devenir centenaire ! Raison supplémentaire qui doit nous inciter à décaler la ménopause sur le calendrier féminin. Dans la célèbre revue *The Lancet*, le professeur Thomas a publié une étude sur la recherche des différentes causes de longévité chez les centenaires. Et fait une découverte étonnante : 19 % des femmes centenaires ont eu des enfants après l'âge de 40 ans. Il a alors comparé ces statistiques avec celles d'une population de femmes décédées à l'âge de 73 ans. Au sein de cette population, 6 % seulement des femmes avaient mis au monde des enfants au-delà de 40 ans ! À méditer.

Chapitre 22

L'andropause : comment l'éviter

Communément, l'andropause évoque la ménopause des hommes. Mais, en réalité, elle s'en distingue nettement, à la fois par sa fréquence, par sa forme et par son expression. En premier lieu, l'andropause ne touche qu'une frange de la population masculine, alors que la ménopause concerne toutes les femmes. En second lieu, elle n'est pas synonyme de perte de la fertilité, la régression hormonale chez l'homme demeurant partielle et inconstante. Signalons, au passage, que les problèmes de fertilité masculine sont rarement évoqués. Et, pourtant, cette diminution hormonale masculine existe. Mais le sujet reste un peu tabou, comme si la puissance virile s'accommodait mal d'un arrêt des fonctions masculines.

De quoi s'agit-il ?

Essayons de lever le voile sur cette période de la vie d'un homme. Comment la définir, peut-on la retarder, est-elle inévitable ?

L'andropause se définit comme un ensemble de symptômes qui peuvent toucher l'homme à partir de 45 ans et qui correspondent à une baisse de la testostérone. La testostérone est une hormone stéroïdienne, principalement sécrétée par les testicules, et malgré de très faibles quantités produites par les glandes surrénales. C'est la principale hormone sexuelle mâle, que l'on peut définir comme le stéroïde anabolisant d'origine. Chez l'homme, elle occupe un rôle de tout premier plan, agissant sur la libido, donnant de l'énergie et une sensation de bien-être. Elle intervient également sur la production des cellules sanguines et sur la prévention de l'ostéoporose.

Pour connaître son taux de testostérone, il est important de pratiquer l'examen le matin à jeun, et en dehors de tout effort physique préalable qui pourrait fausser le résultat. À la lecture du compte rendu, on constate des écarts importants par rapport à la normale, à la fois liés à l'âge et aux variations individuelles elles-mêmes. À titre d'exemple, entre 20 et 45 ans, la normale se situe entre 10 et 30 nmol/l, entre 40 et 60 ans, entre 7 et 28 nmol/l, entre 60 et 75 ans, entre 3,5 et 17,5 nmol/l, et après 75 ans, entre 0,15 et 2,50 nmol/l. On peut constater des différences individuelles étonnantes. Par exemple, tout en restant dans les normes, un sujet peut, à 70 ans, avoir un taux de testostérone supérieur à celui d'un individu de 40 ans qui se situerait dans la fourchette basse.

Certains experts estiment que le taux de testostérone dans le sang diminue d'environ 1 % par an, et que la baisse commence à s'amorcer dès la trentaine. Ils définissent la testostérone comme le carburant essentiel de prévention de l'andropause. Parmi les symptômes les plus fréquents de celle-ci, liés à la diminution de testostérone : des érections matinales plus rares, moins de pensées sexuelles et des pannes d'érection qui deviennent plus fréquentes. Ces trois symptômes, associés à une baisse du niveau de testostérone, orientent les médecins vers le diagnostic d'andropause.

D'autres symptômes sont également signalés, comme une sensation d'être à court d'énergie, des périodes de transpiration en excès, la difficulté de porter des objets lourds ou de marcher d'un pas rapide plus d'un kilomètre, ou encore de maintenir une activité physique soutenue. Sans oublier quelques facteurs psychologiques : sensations de fatigue, de tristesse inexpliquée et manque global de tonus.

Quel dépistage ?

Les Canadiens utilisent un test de dépistage, le test d'ADAM (*Androgen Deficiency in Aging Men*). Les questions portent sur la baisse du désir sexuel, le sentiment de manque d'énergie, la perception d'une force ou de l'endurance qui régresse, moins de joie de vivre, des sensations de tristesse ou d'irritabilité, des érections moins fortes, une diminution des capacités sportives, une tendance à s'endormir après les repas ou à se sentir moins productif au travail.

Mais le diagnostic est loin d'être évident, car ces symptômes ne se rapportent pas forcément à l'andropause. Des discordances existent. Certains hommes présentent un taux dans les limites basses de la normale sans pour autant être concernés par l'andropause. À l'inverse, d'autres le sont bien qu'étant situés dans des limites hautes. La différence peut s'expliquer par le mode de vie du patient : un homme de poids normal, pratiquant une activité physique quotidienne, aura un taux de testostérone différent de celui d'un sédentaire en surcharge pondérale.

En effet, le développement de l'athérosclérose – les plaques se déposent alors le long des artères et en diminuent le calibre – a pour conséquence de réduire les flux sanguins vers les organes. Des corrélations ont été établies entre les difficultés d'érection ou les érections instables et la fréquence de l'athérosclérose. Certains chercheurs ont même trouvé des liens entre ces symptômes et le début d'une maladie des coronaires. L'explication physiologique est simple. L'érection nécessite l'apport d'un flux sanguin au niveau de la verge. Si les artères sont partiellement obturées, le sang arrive moins bien. La testostérone constitue un vecteur hormonal essentiel chez l'homme. La femme en produit également, elle aussi, mais en très faibles quantités.

La testostérone n'agit pas exclusivement sur la vigueur sexuelle, elle intervient également sur la diminution de la perte de la masse musculaire liée à l'âge. Produite par les testicules chez l'homme, elle est commandée depuis l'hypophyse qui, elle-même, reçoit des ordres de l'hypothalamus situé dans le cerveau. La production de testostérone est proportionnelle à la fréquence des rapports sexuels. Cette dernière constitue le moyen le plus sûr pour maintenir un bon taux de testostérone.

La fausse virilité du tabac

Il apparaît important d'alléger les facteurs de risques cardio-vasculaires pour conserver une bonne fonction sexuelle. Ce n'est pas un hasard si un diabétique sur deux présente des problèmes d'impuissance. Ainsi la lutte contre les maladies cardio-vasculaires apparaît-elle fondamentale sur ce plan. Rappelons que le diabète favorise l'athérosclérose, et que celle-ci peut concerner toutes les artères.

Quant au tabac, il agit sournoisement au fil des années, contribuant à provoquer une impuissance sexuelle ou une baisse des fonctions viriles. Nous voici bien loin des gestes virils des fumeurs dans les publicités de cigarettes ou de cigares, si longtemps associés à la virilité masculine !

Médicalement parlant, c'est tout l'inverse : le tabac entraîne une diminution du calibre des artères, des plus grosses aux plus fines. Un vrai poison de l'érection. C'est au fil des années, par une consommation régulière, que les dégâts se font jour. La prévention du tabagisme chez les jeunes est d'autant plus délicate qu'ils n'en réalisent pas tout de suite le danger. Ils sont encore dans le temps de l'enfance, une perception indéfinie de l'existence où, croient-ils, tout sera toujours possible demain. Le sentiment de défier le temps ne leur donne-t-il pas une sensation de puissance et d'invincibilité ?

Comment déceler l'andropause

Les hommes sont inégaux face à l'andropause. Connaître les facteurs de risque permet une bonne prévention. L'obésité abdominale, par exemple, est un facteur significatif. Cette répartition de la graisse qui produit un ventre bedonnant contribue aux risques d'andropause, tout comme le diabète. Il en est de même pour le syndrome métabolique, défini par cinq critères, mais dont trois s'avèrent suffisants pour que le diagnostic soit retenu.

Ces critères sont les suivants : tour de taille supérieur à 102 centimètres ; bon cholestérol (HDL) inférieur à 40 mg/l ; triglycérides sanguins supérieurs à 150 mg/dl ; glycémie à jeun supérieure à 1 g/l et tension artérielle supérieure à 130/85 mmHg. Ces chiffres sont admis, même si le sujet est sous traitement médical. D'autres facteurs de risque sont connus, parmi lesquels la surcharge pondérale. Ainsi une augmentation de 4 à 5 points de l'indice de masse corporelle[1] équivaut-elle à un vieillissement de dix ans eu égard à la baisse de la testostérone.

Un traitement à base de testostérone pourra être prescrit par le médecin traitant, qui en prendra la décision, en tenant compte des taux sanguins de testostérone au regard de l'âge et des symptômes présentés par le patient. Il est important, dans ce cas, de contrôler systématiquement l'état de la prostate (dosages de PSA, toucher rectal, échographie…) pour être certain qu'il n'existe pas de pathologie prostatique sous-jacente. En effet, les liens existant entre la testostérone et le développement de l'adénome prostatique ou de cancers de la prostate sont systématiquement pris en considération par les urologues, et ce dans l'optique d'une prescription en toute sécurité.

---

1. Rappel du calcul de l'indice de masse corporelle : poids en kilos divisé par la taille en mètre élevée au carré.

La testostérone peut être administrée en injections intramusculaires. Les comprimés sont rarement utilisés, du fait du taux sanguin inconstant de testostérone. Il existe également des gels transdermiques qui peuvent s'appliquer sur la peau, ainsi que des patchs. Des traitements de type Viagra®, Cialis® ou Levitra® peuvent être prescrits pour aider à relancer la sexualité et indirectement la production de testostérone.

Une précision : la qualité du sperme n'est pas en relation avec la sexualité, il n'existe même aucun lien entre les deux. Il est tout à fait possible, pour un homme, d'avoir des rapports sexuels satisfaisants et épanouis tout en ayant un sperme stérile. Par contre, la baisse de la qualité du sperme peut, en fonction du vieillissement, conduire à des difficultés pour procréer.

Les spermatozoïdes en berne chez les jeunes

Mais il a déjà été observé, au cours des cinquante dernières années, une baisse des spermatozoïdes chez les sujets jeunes. Il est important d'en connaître les causes pour pouvoir, très tôt, apprendre à protéger son patrimoine biologique. Des enquêtes consacrées à ce phénomène dans les pays industrialisés nous informent sur plusieurs facteurs responsables.

Rappelons, tout d'abord, quelques constatations anatomiques. Les testicules sont situées dans les bourses, afin que leur température s'élève exactement à un degré en dessous de la température corporelle (c'est-à-dire 36° C). Les spermatozoïdes, eux, exigent le maintien d'une température fraîche pour garder leur performance.

De cette constatation anatomique découle un certain nombre de conseils pratiques évidents qui ont été démontrés par des travaux scientifiques : ne pas porter de sous-vêtement ou de pantalons trop serrés, éviter de travailler avec son ordinateur portable sur les genoux, laisser son téléphone portable en dehors des poches du pantalon. Et bannir, la nuit, la position sur le ventre pour dormir.

La fertilité a ses propres ennemis. L'excédent de poids, nous l'avons vu, qui induirait une baisse de la qualité du sperme chez les obèses. Une diminution de la fertilité peut aussi provenir du contact avec un certain nombre de produits chimiques, comme les pesticides, par exemple, problème identifié chez les agriculteurs, particulièrement exposés.

Contrairement à certaines idées reçues, l'abstinence aurait plutôt des effets négatifs sur la fécondité. Une étude brésilienne a ainsi montré qu'elle nuisait à la qualité du sperme. Selon les chercheurs, cinq jours seulement d'abstinence réduisent la mobilité des spermatozoïdes. Or cette mobilité est un élément clé dans les chances de fécondation. L'équipe brésilienne énonce deux autres constats : la concentration de spermatozoïdes la plus basse se situe en été, et la plus haute, en hiver, et six tasses de café par jour augmentent un peu cette mobilité.

Le maintien d'une sexualité harmonieuse, des rapports sexuels réguliers (vingt et une fois par mois) et satisfaisants diminuent le risque de cancer de la prostate. Lorsqu'une baisse des rapports sexuels se produit, ou que le sujet constate des difficultés d'érection ou des érections instables, il apparaît important d'effectuer un bilan pour en rechercher l'origine. Il ne doit exister aucun tabou.

Si la fonction sexuelle masculine n'est pas opérationnelle, des examens médicaux – un check-up cardio-vasculaire ou digestif par exemple – peuvent être prescrits. Il convient d'en rechercher les causes, des plus fréquentes jusqu'aux plus rares. Souvent, c'est une raison banale telle que la prise de médicaments qui en est responsable. Le praticien s'assure alors que le médicament prescrit ne donne pas d'effets secondaires atténuant la sexualité. Les états dépressifs ou anxieux sont également source de dysfonction érectile. Et, *a contrario*, certains traitements antidépresseurs provoquent des troubles de l'érection. Il faut naturellement éviter de tomber dans un cercle vicieux, et on doit lutter, en premier lieu, contre les états dépressifs. Casser la routine vaut bien des antidépresseurs. Partir en vacances pour changer de rythme, tout en sachant débrancher son téléphone portable et ranger sa montre dans un tiroir ; savoir se faire masser pour relâcher les muscles et les tensions ; découvrir d'autres paysages et d'autres gens…

Toujours est-il que la constatation de troubles de l'érection doit systématiquement conduire à un bilan, sachant qu'une corrélation a été établie entre ces troubles érectiles et l'augmentation de la fréquence des maladies cardio-vasculaires. Une relation de cause à effet logique, pour ne pas dire mécanique. Je dirais même, pour ma part, qu'il s'agit là d'une question de tuyauterie. L'érection nécessite un afflux de sang dans la verge, et cet afflux passe obligatoirement par des vaisseaux sanguins. Si ces mêmes vaisseaux sanguins sont un peu bouchés, il est évident que l'érection ne sera pas optimale. Face à un trouble de l'érection, il faut donc rechercher ce qui peut endommager les artères, comme un excès de cholestérol et en particulier du LDL, une glycémie à jeun à la limite haute. Certaines protéines du sang, la CRP (C-réactive protéine) notamment, peuvent s'élever en nombre, signifiant par ce biais un état vasculaire inflammatoire. L'hypertension artérielle non contrôlée est également un facteur de risque qui altère la qualité des artères, et qu'il convient de traiter.

Ces troubles liés aux médicaments ne sont pas systématiques, tant ils s'avèrent très variables d'un individu à l'autre, ne donnant lieu à aucun effet secondaire dans certains cas et au contraire à une cohorte d'effets indésirables dans d'autres. Seul le dialogue de qualité entre médecin et patient permettra un traitement sur mesure, gage d'un succès thérapeutique.

Pour maintenir une sexualité performante, deux notions fondamentales sont à retenir. Premièrement, contrôler très tôt dans la vie les facteurs de risques cardio-vasculaires, et ce pour garder des vaisseaux sanguins intacts. Et surveiller par une simple prise de sang sucre et cholestérol, tout en adoptant une hygiène de vie roborative, donc protectrice : tabac proscrit, excès de poids écarté par un minimum d'exercice physique quotidien.

Deuxièmement, quand l'homme avance en âge et si le clignotant rouge s'allume, il s'agit alors de chercher à identifier les maladies associées aux troubles de l'érection. Pratiquer un bilan serré permet de corriger les anomalies. D'où l'utilité de l'échodoppler, qui assure le contrôle des vaisseaux sanguins et permet d'observer les dysfonctionnements ouvrant sur la prescription de traitements adaptés.

La sexualité masculine est en quelque sorte le marqueur d'une bonne santé quand elle fonctionne, et cela jusqu'aux âges les plus avancés de la vie. C'est un cercle vertueux qui tend à diminuer les risques cardiovasculaires et de cancer de la prostate.

ÉPILOGUE

« La première personne qui pourra vivre jusqu'à l'âge de 150 ans est déjà née. »

Le pari fou vient des États-Unis : « 500 millions de dollars si mon estimation se vérifie en 2160 ! » Ainsi s'exprime le professeur Steven Austad de l'Université de Washington. Le pronostic, vous l'avez compris, porte sur l'âge qu'un être humain pourrait atteindre dans un avenir proche : 150 ans.

L'idée pourrait faire sourire (d'autant que celui qui émet le pari ne risque pas de profiter de ses gains si jamais il gagne !), mais le parieur est un éminent scientifique, et les données sur lesquelles il adosse son jackpot n'ont rien d'un lancer de dés. Austad part de l'analyse des courbes de record de longévité. Il constate alors qu'en 1900 la personne la plus âgée connue atteignit 110 ans, et qu'en 2000 Jeanne Calment souffla ses 122 bougies.

À ce rythme de progression, le prochain recordman atteindra bientôt 150 ans. Et il nous suffit d'imaginer que nous pourrions, aujourd'hui, être les contemporains de Sigmund Freud ou d'Albert Einstein pour réaliser le profond changement de l'espace-temps qu'un tel cap représente.

Mais les incroyables progrès en cours forcent notre admiration, et ce que les hommes ont rêvé depuis le début de l'humanité est en passe de se réaliser. Les données sur lesquelles se fonde ce pari, ce sont toutes ces découvertes dont nous avons parlé au cours de cet ouvrage, tous ces caps franchis un à un pour verrouiller les unes après les autres les « machines à vieillir » du corps humain.

Pour la génération à laquelle nous appartenons, le jeu est serré. Nés juste un peu trop tôt, il nous faut tenir bon en attendant l'arrivée des renforts, en espérant un « retour sur investissement » rapide de toutes ces révolutions médicales en cours. Tenir bon, c'est tirer parti au maximum de ce que nous savons déjà et que nous nous devons d'optimiser. Garder à l'esprit les règles d'hygiène de vie qui peuvent changer la donne ; s'inspirer des secrets détenus par certains animaux à la longévité étonnante. C'est en les étudiant, en lisant dans leurs gènes que nous avancerons vraiment. Les mécanismes dont bénéficient ces êtres vivants à la longévité incroyable permettront, à coup sûr, de trouver des voies d'application pour l'homme.

Nombre de recherches se focalisent sur la capacité de ces espèces animales à savoir rapidement et efficacement réparer leur ADN au fil du temps. Elles se concentrent par ailleurs sur la stabilité et sur la résistance des protéines de leur organisme, malgré le stress interne ou externe. Nous savons désormais que ces deux mécanismes contribuent à augmenter considérablement l'espérance de vie.

Nous sommes tout près du but. Les premiers essais sur des mouches ou sur des souris, qui influent sur des gènes du vieillissement, montrent que l'on parvient à bousculer leur espérance de vie en l'allongeant de 30 à 40 % !

Aujourd'hui, les centenaires nous fascinent par cet exploit qu'ils réalisent, sous nos yeux, de réussir à enjamber un mur infranchissable. Comment ont-ils fait pour ralentir, mieux que d'autres, cette lente destruction ? Beaucoup de solutions ont été démontrées. La première d'entre toutes, c'est de mettre le maximum de chances de son côté en s'y prenant le plus tôt possible dans la vie. Et c'est souvent là que le bât blesse.

Divisons schématiquement la durée de vie en deux parties. La première court de 0 à 40 ans ; la seconde, de 40 à 80 ans. Le tout correspond globalement à l'espérance de vie moyenne actuelle. Avant 40 ans, l'organisme humain a une bonne capacité de se réparer, de se régénérer. Et c'est précisément au cours de cette première vie que l'on est peu réceptif aux messages de prévention santé. Or c'est dans cette première phase que le principal se joue. Autrement dit, c'est quand tout va bien qu'il nous faut redoubler de vigilance : ne pas courir le risque d'une surcharge pondérale, ne pas fumer. Car, s'ils ne sont pas contrés très tôt, ces risques-là feront parler d'eux… trop tard.

Changer nos réflexes, telle est la clef de notre jeunesse au long cours. Ce n'est pas seulement dans la seconde partie de notre existence que l'on doit commencer à consulter son médecin, une fois les dégâts bien présents, ce qui limite le champ d'action du praticien et rend la prévention beaucoup plus délicate. C'est le consulter régulièrement, entre 0 et 40 ans, quand tout semble aller bien, quand ce qui pourra aller mal, plus tard, ne se voit pas encore. Quand tout peut encore se jouer.

Il ne faut pas considérer le corps humain comme quelque chose de statique, mais comme un perpétuel mouvement. C'est la fonction qui fait l'organe, c'est l'activation de toutes les possibilités du corps et de l'esprit qui les entretient. Je le redis une dernière fois : la notion de retraite est dangereuse dans son concept même. Mettre un organisme au repos le rend beaucoup plus vulnérable, à tous points de vue. Les muscles s'atrophient, les jeux articulaires se figent, l'esprit moins sollicité se ralentit. Se protéger des agressions extérieures, c'est s'exposer davantage aux agressions intérieures, les plus dangereuses.

Je suis très préoccupé par le développement actuel de sortes de ghettos pour personnes âgées où, dans un périmètre sécurisé, elles sont « contraintes » d'évoluer en toute sécurité dans des maisons ou appartements. Les argumentaires publicitaires mettent en avant la totale sécurité, l'absence de nuisances et le fait qu'elles restent entre elles sans être dérangées par les jeunes. Or, dans un univers ouaté, les organismes se défendent moins bien.

L'organisme humain ne peut supporter de vivre sans interruption dans des univers stériles incompatibles avec la vie. La santé est sans aucun doute mieux préservée si l'on est socialement actif, avec de vraies occupations physiques et intellectuelles. Le mouvement préserve au mieux les fonctions vitales, et c'est d'autant plus nécessaire que l'on avance en âge. Durant toute la vie, notre corps doit savoir réparer les dommages qui se produisent chaque jour au niveau de l'ADN.

La mission demande une vitalité de tous les instants. Il faut nettoyer les dégradations des radicaux libres, détoxifier les poisons, remettre en état les protéines défaillantes, lutter contre les infections, ajuster l'équilibre entre l'élimination des cellules défaillantes et le remplacement par de nouvelles cellules. Savoir, enfin, mettre sous contrôle une cellule qui a subi une mutation. Cette tâche est immense. Elle est essentielle au maintien de la vie.

La nutrition joue un rôle très important, puisque les aliments apportent le carburant pour assurer un bon fonctionnement. La qualité et les quantités sont d'autant plus essentielles que l'organisme vieillit, que les systèmes d'élimination des déchets comme le foie ou les reins fonctionnent moins bien. Il faut savoir adapter son alimentation pour ne pas provoquer une accumulation des déchets dans le corps humain qui, à l'extrême, augmente les risques de développer des maladies comme les cancers, la maladie d'Alzheimer ou des maladies cardiovasculaires. En régulant bien cette écologie personnelle, la durée de vie en bonne santé augmente.

La restriction calorique correspondant à une augmentation de la durée de vie rappelle certainement les mécanismes anciens d'adaptation à des conditions difficiles, lesquels se trouvent réactivés quand un sujet réduit son alimentation. Vivre en économisant ses réserves équivaut peut-être à une sorte d'hibernation et de sauvegarde.

Il faut donc tout faire pour freiner au maximum les mécanismes de vieillissement, afin de ne pas les subir trop tôt.

Les prochaines découvertes auront des retentissements sociaux et économiques majeurs, car nos sociétés ne sont pas prêtes, actuellement, à faire face à un tel papy-boom. Les retraites à 65 ans, face à des espérances de vie entre 100 et 150 ans, montrent que plus aucune société ne pourra financer ses sujets âgés sur une période aussi longue. La notion du travail et celle d'assistance devront être redéfinies.

Les progrès scientifiques et médicaux vont bouleverser nos vies dans leurs rouages les plus profonds. Nous y adapter, voilà l'enjeu du siècle.

Bibliographie

Première partie : Le zoo de Mathusalem

Austad S.N. « Methusaleh's Zoo : how nature provides us with clues for extending human health span. » *J Comp pathol* 2010 Jan ; 142 Suppl 1 : S10-21 Epub 2009 Dec4.

Brunet-Rossinni A.K., Austad S.N. « Ageing studies on bats : a review. » *Biogerontology*. 2004 ; 5 (4) : 211-22.

Buffenstein, R.A., Edrey, Y.H.B., Yang, T.B., Mele, J.A. « The oxidative stress theory of aging : Embattled or invincible ? Insights from non-traditional model organisms. » (2008) *Age*, 30 (2-3), pp 99-109.

Carla E.C., Pagliara P., Piraino S., Boero F., Dini L. « Morphological and ultrastructural analysis of Turritopsis nutricula during life cycle reversal. » *Tissue Cell.* 2003 Jun ; 35 (3) : 213-22.

Carla E.C., Pagliara P., Piraino S., Boero F., Dini L. « Morphological and ultrastructural analysis of Turritopsis nutricula during life cycle reversal. » *Tissue & Cell* 35 (2003) 312-222.

Christensen K. « Why do we age so differently ? » *Ugeskr Laeger.* 1999 mar 29 ; 161 (13) : 1905-9.

Crichton E.G., Krutzsch P.H., Yanagimachi R. « Stability of the sperm plasma membrane of hibernating bats (Myotis velifer) compared with other mammals. » *J repord Fertil.* 1993 Jan ; 97 (1) : 1-4.

De Bruin J.-P., Gosden R. G., Finch C. E. and Lerman B. M. « Ovarian Aging in Two Species of Long-Lived rockfish, Sebastes aleutianus ans S. alutus. » *Biology of Reproduction* 71, 1036-1042 (2004).

Faulkes C. (1991) : «The naked mole-rat. » *International Zoo News* 38 (7) : 5-9

Finch C.E. « Update on Slow Aging and Negligible Senscence – A Mini-Review. » *Gerontology* 2009 ; 55 : 307-313.

Gabriel W.N., McNuff R., Patel S.K., Gregory T.R., Jeck W.R., Jones C.D., Goldstein B. « The tardigrade Hypsibius dujardini, a new model for studying the evolution of development. » *Developmental Biology* 312 (2007) 545-559.

Gist D.H., Dawes S.M., Turner T.W., Sheldon S., Congdon J.D. « Sperm storage in turltes : A male prespective. » *J Exp Zool* 2002 Feb 1 ; 292 (2) : 180-6.

Gorbunova V., Bozzella M.J., Seluanov A. « Rodents for comparative aging studies : from mice to beavers ». *Age* 2008 30 :111-119.

Horikawa D.D. and Higashi S. « Desiccation Tolerance of the Tardigrade Milnesium tardigradum Collected in Sapporo, Japan, and Bogor, Indonesia. » *Zoological Science* 21 : 813-816 (2004)

Krivoruchko A., Storey K.B. « Forever young : mechanisms of natural anoxia tolerance and potential links to longevity. » *Oxid Med Cell Longev.* 2010 May-Jun ; 3 (3) : 186-98.

Lutz P.L., Prentice H.M., Milton S.L. « Is turtle longevity linked to enchanced mechanisms for surviving brain anoxia and reoxigenation ? » *Exp Gerontol* 2003 Jul ; 38 (7) : 797-800.

Munshi-South J. and Wilkinson G.S. « Bats and birds : Exceptional longevity despite high metabolic rates. »

Ageing Research Reviews 2010 9:1 (12-19). Epub 2009 Jul 28.

Ozgul A., Oli M.K., Bolker B.M., Perez-Heydrich C. « Upper respiratory tract disease, force of infection, and effects on survival of gopher tortoises. » *Ecol Appl.* 2009 Apr ; 19 (3) : 786-98.

Salmon A.B., Leonard S., Masamsetti V., Pierce A., Podlutsky A.J., Podlutskaya N., Richardson A., Austad S.N., Chaudhuri A.R. « The long lifespan of two bat species is correlated with resistance to protein oxidation and enhanced protein homeostasis. » *FASEB J.* 2009 Jul ; 23 (7) : 213-26. Epub 2009 Feb 24.

Seluanov A., Hine C., Azupura J., Feigenson M., Bozzella M., Mao Z., Catania K.C., Gorbunova V. « Hypersensitivity to contact inhibition provides a clue to cancer resistance of naked mole-rat. » *Proc Natl Acad Sci USA* 2009 Nov 17 · 106 (46) : 19352-7. Epub 2009 Oct 26.

Sherman, P.W. Jarvis, J.U.M., and Alexander, R.D. (eds.) (1991) : « The Biology of the Naked Mole-rat. » *Princetor University Press*, New Jersey.

Deuxième partie : S'arrêter de vieillir

Arab L., Steck S. « Lycopene and cardiovascular disease. » *Am J Clin Nutr* 2000 June ; 71 (6 Suppl) : 1691S-5S.

Aviles H., Johnson M.T. and Monroy F.P. (2004) « Effects of cold stress on spleen cell proliferation and cytokine production during chronic Toxoplasma gondii infection. » *Neuroimmunomodulation* 11 (2) : 93-102.

Aviram M., Dornfeld L., Rosenblat M., Volkova N., Kaplan M., Colemar R., Hayek T., Presser D., Fuhrman B. « Pomegranate juice consumption reduces oxidative stress, atherogenic modifications to LDL, and platelet aggregation : studies in humans ans in atherosclerotic apolipoprotein E-deficient mice. » *Am J Clin Nutr.* 2 000 May ; 71 (5) : 1062-76.

Banerjee S.K., Aviles H., Fox M.T. and Monroy F.P. (1999) « Cold stress-induced modulation of cell immunity during acte Toxoplasma gondii infection in mice. » *J Parasitol* 85 (3) : 442-7.

Bazzano L.A., Serdula M.K., Liu S. « Dietary intake of fruits and vegetables ans risk of cardiovascular disease. » *Curr Atheroscler Rep* 2003 Novembre ; 5 (6) : 492-9.

Bengmark S. « Impact of nutrition on ageing and disease. » *Curr Opin Clin Nutr Metab Care.* 2006 Jan ; 9 (1) : 2-7.

Berstein L.M. « Role of endocrine-genotoxic switchings in cancer and other human diseases : basic triad. » *Adv Exp Med Biol.* 2008 ; 630 : 35-51.

Bevilacqua A., Corbo M.R., Sinigalia M. « In vitro evaluation of the antimicrobial activity of eugenol, limonene, and citrus extract against bacteria and yeasts, representative of the spoiling microflora of fruit juices. » *J Food Prot.* 2010 May ; 73 (5) : 888-94.

Bianchini F., Vainio H. « Wine and resveratrol : mechanisms of cancer prevention ? » *Eur J Cancer Prev.* 2003 Oct ; 12 (5) : 417-25.

Burgio G.R., Lanzavecchia A., Plebani A., Jayakar S., Ugazio A.G. « Ontogeny of secretory immunity : levels of secretory IgA and natural antibodies in saliva. » *Pediatr Res.* 1980 Oct ; 14 (10) : 111-4.

Chalopin M., Tesse A., Martinez M.C., Rognan D., Arnal J.F., Andriantsitohaina R. « Estrogen receptor alpha as a key terget of red wine polyphenols action on the endothelium. » *PloS One.* 2010 Jan 1 ; 5 (1) : e8554.

Cuzick J., Castañón A., Sasieni P. « Predicted impact of vaccination against human papillomavirus 16/18 on cancer incidence and cervical abnormalities in women aged 20-29 in the UK. » *Br J Cancer.* 2010 Mar 2 ; 102 (5) : 933-9. Epub 2010 Jan 26.

Das S., Santani D.D., Dhalla N.S. « Experimental evidence for the cardioprotective effects of red wine. » *Exp Clin Cardiol.* 2007 Spring ; 12 (1) : 5-10.

De Oliveira C., Watt R, Hamer M. « Toothbrushing, inflammation, and risk of cardiovascular disease : results from Scottish Health Survey. » *BMJ.* 2010 may 27 ; 340 : c2451.

Defilippis A.P., Blaha M.J., Jacobson T.A. « Omega-3 Fatty acids for cardiovascular disease prevention. » *Curr Treat Options Cardiovasc Med.* 2010 Aug ; 12 (4) : 365-80.

Desgrandchamps F., Bastien L. « Nutrition, dietary supplements and prostate cancer. » *Prog Urol.* 2010 Sep ; 20 (8) : 560-5. Epub 2010 Jun 2.

Draelos Z.D., Yatskayer M., Raab S., Oresajo C. « An evaluation of the effect of a tropical product containing C-xyloside and blueberry axtract on the apperance of type II diabetic skin. » *J Cosmet Dermatol.* 2009 Jun ; 8 (2) : 147-51.

Evans D.S., Kapahi P., Hsueh W.C., Kockel L. « TOR signaling never gets old : Aging, longevity and TORC1 activity. » *Ageing Res Rev.* 2010 Apr 10. [Epub ahead of print].

Faria A., Monteiro R., Azevedo I., Calhau C. « Pomegranate juice effects on cytochrome P450S expression : in vivo studies. » *J med Food.* 2007 Dec ; 10 (4) : 643-9.

Farzaneh-Far R., Lin J., Epel E.S., Harris W., Blackburn E.H., Whooley M.A. « Association of Marine Omega-3 Fatty Acid Levels With Tolimeric Aging in Patients With Coronary Heart Disease. » *JAMA*, Jan 20, 2010 – Vol 303, N° 3 (Reprinted)

Ferreira M.P., Weems M.K. « Alcohol consumption by aging adults in the United States : health benefits and determents. » *J Am Diet Assoc.* 2008 Oct ; 108 (10) : 1668-76.

Foschi R., Pelucchi C., Dal Maso L., Rossi M., Levi F., Talamini R., Bosetti C., Negri E., Serraino D., Giacosa A., Franceschi S., La Vecchia C. « Citrus fruit and cancer risk in a network of case-control studies. » *Cancer Causes Control.* 2010 Feb ; 21 (2) : 237-42. Epub 2009 Oct 24.

Fujiki H. « Green tea : Health benefits as cancer preventive for humans. » *Chem Rec.* 2005 ; 5 (3) : 119-32.

Garbulinski T., Obminska-Domoradzka B., Switala M. and Debowy J. (1991) « Responses of neutrophils and lymphocytes in the cold stress : effects of nonsteroid anti-inflammatory drugs. » *Pol J Pharmacol Pharm* 43 (5) : 353-9.

Gharagozloo M., Ghaderi A. « Immunomodulatory effect of concentrated lime juice extract on activated human mononuclear cells. » *J Ethnopharmcol.* 2001 Sep ; 77 (1) : 85-90.

Giagnoni G., Santagostino A., Senini R., Fumagalli P. and Gori E. (1983) « Cold stress in the rat induces parallel changes in plasma and pituitary levels of endorphin and ACTH. » *Pharmacol Res Commun* 15 (1) : 15-21.

Giovannucci E. « A review of epidemiologic studies of tomatoes, lycopene, and prostate cancer. » *Exp Biol Med* (Maywood) 2002 november ; 227 (10) : 852-9.

Gottlieb M.G., Bodanese L.C., Leite L.E., Schwanke C.H., Piccoli Jda C., da Rocha M.I., de Cruz I.B. « Association between the Gln223Arg polymorphism of the leptin receptor and mtabolic syndrome in free-living community elderly. » *Metab syndr Disord.* 2009 aug ; 7 (4) : 341-8.

Guerrero R.F., García-Parrilla M.C., Puertas B., Cantos-Villar E. « Wine, resveratrol and health : a review. » *Nat Prod Commun.* 2009 May ; 4 (5) : 635-58.

Heilbronn L.K, de Jonge L., Frisard M.I., DeLany J.P., Larson-Meyer D.E., Rood J., Nguyen T., Martin C.K.,

Volaufova J., Most M.M., Greenway F.L., Smith S.R., Deutsch W.A., Williamson D.A., Ravussin E. » Pennington CALERIE Team. Effect of 6-month calorie restriction on biomarkers of longevity, metabolic adaptation, and oxidative stress in overweight individuals : a randomized controlled trial. » *JAMA*. 2006 Apr 5 ; 295 (13) : 1539-48.

Hurst W.J, Glinski J.A., Miller K.B., Apgar J., Davey M.H., and Stuart D.A. « Survey of the trans-Resveratrol and trans-Piceid Content of Cocoa-Containing and Chocolate Products. » *J. Agric. Food Chem.* 2008, 56, 8374-8378.

Iggo A. and Iggo B.J. « Impulse coding in primate cutaneous thermereceptors in dynamic thermal conditions. » *J Physiol* (1971) (Paris) 63 (3) : 287-90.

Itoh K., Masuda M., Naruto S., Murata K., Matsuda H. « Effects of unripe Citrus hassaku fruits extract and its flavanone glycosides on blood fluidity. » *Biol Pharm Bull.* 2010 ; 33 (4) : 659-64.

Iwen K.A., Wenzel E.T., Ott V., Perwitz N., Wellhoner P., Lehnert H., Dodt C. and Klein J. « Cold-induced alteration of adipokine profile in humans. » *Metabolism* (2010).

Jain S., Bruot B.C. and Stevenson J.R. « Cold swim stress leads to enchanced splenocyte responsiveness to concanavalin A, decreased serum testosterone, and increased serum corticosterone, glucose, and protein. » *Life Sci* (1996) 59 (3) : 209-18.

Jicha G.A., Markesbery W.R. « Omega-3 fatty acids : potential role in the management of early Alzheimer's disease. » *Clin Interv Aging.* 2010 Apr 7 ; 5:45-61.

Kaeberlein M. « Resveratrol and rapamycin : are they antiaging grugs ? » *Bioessays.* 2010 Feb ; 32 (2) : 96-9.

Kalenova L.F., Sukhovei Y.G. and Fisher T.A. « Specific and nonspecific reactions of mouse immune system under the effect of short-term exposure in warm and/or cold water. » *Bull Exp Biol Med* (2005) 140 (6) : 720-2.

Khaw K.T., Wareham N., Bingham S., Luben R., Oakes S., Welch A. and Day N. « Preliminary communication : Glycated hemoglobin, diabetes, and incident colorectal cancer in men and women : a prospective analysis from the European prospective investigation into cancer-Norfolk study. » *Cancer Epidemiology. Biomarkers & Prevention* (2004) 13, 915-919.

Khaw K.T., Wareham N., Luben R., Bingham S., Oakes S., Welch A. et al. « Glycated haemoglobin, diabetes, and mortality in men on Norfolk cohort of European prospective investigation of cancer and nutrition (EPIC-Norfolk). » *BMJ* (2001) 322, 15-18.

Kris-Etherton P.M., Harris W.S., Appel L.J. « Fish consumption, fish oil, omega-3 fatty acids, and cardiovascular disease. » *Circulation.* 2002 Nov 19 ; 106 (21) : 2747-57.

Lagrue-Lak-Hal A.H., Andriantsitohaina R. « Red wine and cardiovascular risks. » *Arch Mal Coeur Vaiss.* 2006 Dec ; 99 (12) : 1230-5.

Lawrence V.J. and Coppack S.W. « The endocrine function of the fat cell-regulation by the sympathetic nervous system. » *Horm Metab Res* (2000) 32 (11-12) : 453-67.

Lecoultre V. and Ravussin E. « Brown adipose tissue and aging. » *Curr Opin Clin Nutr Metab Care* (2011).

Lekli I., Ray D., Das D.K. « Longevity nutrients resveratrol, wines and grapes. » *Genes Nutr* (2010) 5:55-60.

Lin C.Y., Su S.B., Chang C.C., Lee T.M., Shieh J.M., Guo H.R. « The association between Chlamydia pneumoniae and metabolic syndrome in Taiwanese adults. » *South Med J.* 2009 Dec ; 102 (12) : 1203-8.

Lippi G., Franchini M., Favaloro E.J., Targher G. « Moderate red wine consumption and cardiovascular disease risk : beyond the « French paradox »«. *Semin Thromb Hemost.* 2010 Feb ; 36 (1) : 59-70. Epub 2010 Apr 13.

Little C.S., Hammond C.J., MacIntyre A., Balin B.J., Appelt D.M. « Chlamydia pneumoniae induces Alzheimer-like amyloid plaques in brains of BALB/c mice. » *Neurobiol Aging.* 2004 Apr ; 25 (4) : 419-29.

Liu L., Wang Y., Lam K.S., Xu A. « Moderate wine consumption in the prevention of metabolic syndrome and its related medical complications. » *Endocr Metab Immune Disord Drug Targets.* 2008 Jun ; 8 (2) : 89-98.

López-Lázaro M. « Anticancer and carcinogenic properties of curcumin : considerations for its clinical development as a cancer chemopreventive and chemotherapeutic agent. » *Nutr Food Res.* 2008 Jun ; 52 Suppl 1 : S103-27. Review.

Lowell B.B. and Spiegelman B.M. Towards a molecular understanding of adaptive thermogenesis. *Nature 404* (2000) 6778 : 652-60.

Lowell B.B. and Spiegelman B.M. « Towards a molecular understanding of adaptive thermogenesis. » *Nature* (2000) 404 (6778) : 652-60.

Luo Y.M., Cheng X.J. and Yuan W.X. « Effects of ginseng root saponins and ginsenoside Rb1 on immunity in cold water swim stress mice and rats. » *Zhongguo Yao Li Xue Bao* (1993) 14 (5) : 401-4.

Manolopoulos K.N., Karpe F., Frayn K.N. « Gluteofemoral body fat as a determinant of metabolic health. » *Int J Obes* (Lond). 2010 Jun ; 34 (6) : 949-59. Epub 2010 Jan 12.

Maydani S.N., Wu D. « Nutrition and age-associated inflammation : implication for disease prevention. » *JPEN Parenter Enteral Nutr.* 2008 Nov-Dec ; 32 (6) : 626-9.

Miller E.G., Gonzales-Sanders A.P., et al. « Citrus limonoids as inhibitors of oral carcinogenesis. » *Food Technol.* 1994 ; 48 : 110-114.

Miller E.G., Porter J.L., et al. « Further studies on the anti-cancer activity of citrus limonoids. » *J Agric Food Chem.* 2004 ; 52 : 4908-4912.

Mooradian A.D. « Biomarkers of aging : Do we know what to look for ? » *J. Gerontol. Biol Sci* (1994) 45, B183-B186.

Mooradian A.D. « Theories of Aging. » *In* J.E. Morley, Z. Glick, and L.Z. Rubenstein, Eds, *Geriatric Nutrition : A comprehensive review. New York : Raven Press* (1995a), pp.5-13.

Mooradian A.D. and Chehade J. « Implications of the UK Prospective Diabetes Study : Question answered and issues remaining. » *Drugs and Ageing* (2000) 16, 159-164.

Mooradian A.D. and Thurman. J. «Glucotoxicity : Potential mechanisms. » *Clinics in Geriatric Medecine* (1999b) 15, 255-263.

Mudry J. « The poison is in the dose : The French Paradox, the healthy drinker and the medicalization of virtue. » *Food, Culture and Society* (2010), 13 (1), pp.91-114.

Nakachi K., Eguchi H., Imai K. « Can teatime increase one's lifetime ? » *Ageing Res Rev.* 2003 Jan ; 2 (1) : 1-10.

Nakamoto M. « Responses of sympathetic nervous system of cold exposure in vibration syndrome subjects and age-matched healthy controls. » *Int Arch Occup Environ Health* (1990) 62 (2) : 177-81.

Nakamoto M. « Responses of sympathetic nervous system to cold exposure in vibration syndrome subjects and age-matched healthy controls. » *Int Arch Occup Environ Health* (1990) 62 (2) : 177-81.

Napoli C., Balestrieri M.L., Sica V., Lerman L.O., Crimi E., De Rosa G., Schiano C., Servillo L., D'armiento F.P. « Beneficial effects of low doses of red wine consumption on perturbed shear-induced atherogenesis. » *Heart Vessels.* 2008 Mar ; 23 (2) : 124-33. Epub 2008 Apr 4.

Neto C.C. « Cranberry and blueberry : evidence for protective effects against cancer and vascular diseases. » *Mol Nutr Food Res.* 2007 ; 51 (6) : 652-64.

Opp M.R. « Sleeping to fuel the immune system : mammalian sleep and resistance to parasites. » *BMC Evol Biol.* 2009 Jan 9 ; 9:8.

Paganini-Hill A., Kawas C.H., Corrada M.M. « Non-alcoholic beverage and caffeine consumption and mortality : the Leisure World Cohort Study. » *Prev med.* 2007 Apr ; 44 (4) : 305-10. Epub 2006 Dec 29.

Paju S., Sinisalo J., Pussinen P.J., Valtonen V., Nieminen M.S. « Is periodontal infection behind the failure of antibiotics to prevent coronary events ? » *Atherosclerosis.* 2007 Jul ; 193 (1) : 193-5. Epub 2006 Jul 28.

Persson G.R., Imfeld T. « Periodontitis and cardiovascular disease. » *Ther Umsch.* 2008 Feb ; 65 (2) : 121-6.

Pfainnenberg C., Werner M.K., Ripkens S., Stef I., Deckert A., Schmadl M., Reimold M., Haring H.U., Claussen C.D. and Stefan N. « Impact of age on the relationships of brown adipose tissue with sex and adiposity in humans. » *Diabetes* (2010) 59 (7) : 1789-93.

Pinzani P., Petruzzi E., Magnolfi S.U., Malentacchi F., De Siena G., Petruzzi I., Motta M., Malaguarnera M., Marchionni N., Pazzagli M. « Red or white wine assumption and serum antioxidant capacity. » *Arch Gerontol Geriatr.* 2010 Jan 13. [Epub ahead of print].

Quintanar-Stephano J.L., Quintanar-Stephano A. and Castillo-Hernandez L. « Effect of the exposure to chronic-intermittent cold on the thyrotropin and thyroid hormones in the rat. » *Cryobiology* (1991) 28 (4) : 400-3.

Rabai M., Toth A., Kenyeres P., Mark L., Marton Z., Juricskay I., Toth K., Czopf L. « In vitro hemorheological effects of red wine and alcohol-free red wine extract. » *Clin Hemorheol Microcirc.* 2010 ; 44 (3) : 227-36.

Rockenfeller P., Madeo F. « Ageing and eating. » *Biochim Biophys Acta.* 2010 Apr ; 1803 (4) : 499-506 Epub 2010 Jan 13.

Rothwell N.J. and Stock M.J. « Luxuskonsumption, diet-induced thermogenesis and brown fat : the case in favour. » *Clin Sci (Lond)* (1983) 64 (1) : 19-23.

Rothwell P.M., Fowkes F.G., Belch J.F., Ogawa H. « Effect of daily aspirin on long-term risk of death due to cancer. » *Lancet* (2010. Dec 6).

Ruidavets J.B., Ducimetière P., Evans A., Montaye M., Haas B. « Patterns of alcohol consumption and ischaemic heart disease in culturally divergent countries ; the Prospective Epidemiological Study of Myocardial Infarction (PRIME). » *BMJ.* 2010 ; 341 : c6077.

Russo A., Palumbo M., Aliano C., Lempereur L., Scoto G., Renis M. « Red wine mirconutrients as protective agents in Alzeimer-like induced insult. » *Life Sci.* 2003 Apr 11 ; 72 (21) : 2369-79.

Seale P., Kajimura S. and Spiegelman B.M. « Transcriptional control of brown adipocyte development and physiological function-of mice ans men. » *Genes Dev* (2009) 23 (7) : 788-97.

Shevchuk N.A. « Adapted cold shower as a potential treatment for depression. » *Med Hypotheses* (2008) 70 (5) : 995-1001.

Shevchuk N.A. and Radoja S. « Possible stimulation of anti-tumor immunity using repeated cold stress : a hypothesis. » *Infect Agent Cancer* (2007) 2:20.

Shu J., Stevenson J.R. and Zhou X. « Modulation of cellular immune responses by cold water swim stress in the rat. » *Dev Comp Immunol* (1993) 17 (4) : 357-71.

Shukla S.K., Gupta S., Ojha S.K., Sharma S.B. « Cardiovascular friendly natural products : a promising approach in the management of CVD. » *Nat Prod Res.* 2010 May ; 24 (9) : 873-98.

Sturgeon S.R., Ronnenberg A.G. « Pomegranate and breast cancer : possible mechanisms of prevention. » *Nutr Rev.* 2010 Feb ; 68 (2) : 122-8.

Taketani Y., Shuto E., Arai H., Nishida Y., Tanaka R., Uebanso T., Yamamoto H., Yamanaka-Okumura H., Takeda E. « Advantage of a low glycemic index and low phosphate diet on diabetic nephropathy and aging-related diseases. » *J Med Invest.* 2007 Aug ; 54 (3-4) : 359-65.

Taubert D., Roesen R., Schömig E. « Effect of cocoa and tea intake on blood pressure : a meta-analysis. » *Arch Intern Med.* 2007 Apr9 ; 167 (7) : 626-34.

Taylor-Robinson D., Aduse-Opoku J., Sayed P., Slaney J.M., Thomas B.J., Curtis M.A. « Oro-dental bacteria in various atherosclerotic arteries. » *Eur J Clin Microbiol Infect Dis.* 2002 Oct ; 21 (10) : 755-7. Epub 2002 Oct 3.

Terpstra A.H., Lapré J.A., De Vries H.T., Beynen A.C. « The hypocholestrolemic effect of lemon peels, lemon pectin, and the waste stream material of lemon peels in hybrid F1B hamsters. » *Eur J Nutr.* 2002 Fed ; 41 (1) : 19-26.

Tian Q., Miller E.G., et al. « Differental inhibition of human cancer cell proliferation by citrus limonoids. » *Nutr Cancer.* 2001 ; 40 : 180-184.

Tokudome S., Ghadimi R., Suzuki S., Hosono A., Tanaka T., Arakawa K., Zhao Y., Hattori N., Agawa H., Marumoto M., Ando R., Moore M.A. « Helicobacter pylori infection appears the prime risk factor for stomach cancer. » *Int J Cancer.* 2006 Dec 15 ; 119 (12) : 1991 ; authorreply 2992.

Trottier G., Boström P.J., Lawrentschuk N., Fleshner N.E. « Nutraceuticals and prostate cancer prevention : a current review. » *Nat Rev Urol.* 2010 Jan ; 7 (1) : 21-31. Epub 2009 Dec 8.

Vainas T., Sayed S., Bruggeman C.A., Stassen F.R. « Exploring the role of Chlamydia pneumoniae in cardiovascular disease a narrative review. » *Drugs Today* (Barc.). 2009 Nov ; 45 Suppl B : 165-72.

Van Marken Lichtenbelt W.D., Vanhommerig J.W., Smulders N.M., Drossaerts J.M., Kemerink G.J., Bouvy N.D.,

Schrauwen P. and Teule G.J. « Cold-activated brown adipose tissue in healthy men. » *N Engl J Med* (2009) 360 (15) · 1500-8.

Vaswani K.K., Richard C.W. 3rd and Tejwani G.A. « Cold swim stress-induced changes in the levels of opioid peptides in the rat CNS and peripheral tissues. » *Pharmacol Biochem Behav* (1998) 19 (1) : 163-8.

Virtanen K.A., Lidell M.E., Orava J., Heglind M., Westergren R., Niemi T., Taittonen M., Laine J., Savisto N.J., Enerback S. et al. « Functional brown andipose tissue in healthy adults. » *N Engl J Med* (2009) 360 (15): 1518-25.

Wanke V., Cameroni E., Uotila A., Piccolis M., Urban J., Loewith R., De Virgilio C. « Caffeine extends yeast lifespan by targeting TORC1. » *Mol Microbiol.* 2008 Jul ; 69 (1) : 177-85. Epub 2008 May 26.

Watson C., Alp N.J. « Role of Chlamydia pneumoniae in atherosclerosis. » *Clin Sci* (Lond). 2008 Apr ; 114 (8) : 509-31.

Yamori Y. « Do diets good for longevity really exist ? – Lessons from the habits of countries with long-lived populations. » *Japan Medical Association Journal* (2009), 52 (1), pp.17-22.

Zhang P., Dilley C., Mattson M.P. « DNA damage responses in neural cells : Focus on the telomere. » *Neuroscience.* 2007 Apr 14 ; 145 (4) : 1439-48. Epub 2007 Jan 4.

Troisième partie : À la pointe de la recherche médicale

Akatsuka Y. « Antigen-specific allogenic immunotherapy – selective augmentation of GVL effects. » *Gan To Kagaku Ryoho.* 2008 May ; 35 (5) : 713-9.

Aspinall R., Mitchell W. « Reversal of age-associated thymic atrophy : treatments, delivery, and side effects. » *Exp Gerontol.* 2008 Jul ; 43 (7) : 700-5. Epub 2008 May 1.

Chong C.P., Street P.R. « Pneumonia in the elderly : a review of severity assessment, prognosis, morality, prevention, and treatment. » *South Med J.* 2008 Nov ; 101 (11) : 1134-40 ; quiz 1132, 1179.

Cutolo M., Capellino S., Sulli A., Serioli B., Secchi M.E., Villaggio B., Straub R.H. « Estrogens and autoimmune diseases. » *Ann N Y Acad Sci.* 2006 Nov ; 1089:538-47.

De la Fuente M. « Role of neuroimmunomodulation in aging. » *Neuroimmunomodulation.* 2008 ; 15 (4-6) : 213-23. Epub 2008 Nov 26.

Deretic V., Levine B. « Autophagy, immunity, and microbial adaptations » *Cell Host Microbe.* 2009 Jun 18 ; 5 (6) : 527-49.

Derhovanessian E., Labri A., Pawelec G. « Biomarkers of human immunosenscence ; impact of Cytomegalovirus infection. » *Curr Opin Immunol.* 2009 Aug ; 21 (4) : 440-5. Epub 2009 Jun 15.

Dorshkind K., Montecino-Rodriguez E., Singer R.A. « The ageing immune system : is it ever too old to become young again ? » *Nat Rev Immunol.* 2009 Jan ; 9 (1) : 57-62.

Fain G.L. « Why photoreceptors die (and why they don't). » *Bioessays.* 2006 Apr ; 28 (4) : 344-54.

Fernandes G. « Progress in nutritional immunology. » *Ummunol Res.* 2008 ; 40 (3) : 244-61.

Fernandes G. « Progress in nutritional immunology. » *Immunol Res.* 2008 ; 40 (3) : 244-61.

Frasca D., Blomberg B.B. « Effects of aging on B cell function. » *Curr Opin Immunol.* 2009 aug ; 21 (4) : 425-30. Epub 2009 Jul 14.

Gomez C.R., Nomellini V., Fance D.E., Kovacs E.J. « Innate immunity and aging. » *Exp Gerontol.* 2008 Aug ; 43 (8) : 718-28. Epub 2008 Jun11.

Gravekamp C. « The importance of the age factor in cancer vaccination at older age. » *Cancer Immunol Immunother* 2009 Dec ; 58 (12) : 1969-77. Epub 2009 mar 4.

Grubeck-Loebenstein B., Della Bella S., Iorio A.M., Michel J.P, Pawelec G., Solana R. « Immunosenscence and vaccine failure in the elderly. » *Aging clin Exp Res* 2009 Jun ; 21 (3) : 201-9.

Krasniz I., Beiran I., Miller B. « Retinal lesion due to excessive exposure to sunlight. » *Harefuah.* 1999 Nov 1 ; 137 (9) : 378-80, 431, 430.

Lindsey D.T., Brown A.M. « Color naming and the phototoxic effects of sunlight on the eye. » *Psychol Sci.* 2002 Nov ; 13 (6) : 506-12.

McElhaney J.E., Effros R.B. « Immunosenscence, what does it mean to health outcomes in older adulte ? » *Cur opin Immunol.* 2009 Aug ; 21 (4) : 418-24. Epub 2009 Jun 29.

Muller M. « Cellular senscence : molecular mechanisms, in vivo significance, and redox considerations. » *Antioxid Redox Signal.* 2009 Jan ; 11 (1) : 59-98.

Ongrádi J., Stercz B., Kövesdi V., Vértes L. « Immunosenscence and vaccination of the elderly, I. Age-related immune impairement. » *Acta Microbiol Immunol Hung.* 2006 Sep ; 56 (3) : 199-210.

Ostan R., Bucci L., Capri M., Salvioli S., Scurti M., Pini E., Monti D., Franceschi C. « Immunosenescence and immunogenetics of human longevity. » *Neuroimmunomodulation.* 2008 ; 15 (4-6) : 224-40. Epub 2008 Nov 26.

Ostan R., Bucci L., Capri M., Salvioli S., Scurti M., Pini E., Monti D., Franceschi C. « Immunosenescence and immunogenetics of human longevity. » *Neuroimmunomodulation.* 2008 ; 15 (4-6) : 224-40. Epub 2008 Nov 26

Pawelec G., Gouttefangeas C. « T-cell dysregulation caused by chronic antigenic stress : the role of CMV in immunosenscence ? » *Aging Clin Exp Res.* 2006 Apr ; 18 (2) : 171-3.

Rosato E., Salsano F. « Immunity, autoimmunity and autoimmune diseases in older people. » *J Biol regul Homeost Agents.* 2008 Oct-Dec ; 22 (4) : 217-24.

Sambhara S., McElhaney J.E. « Immunosenscence and influenza vaccine efficacy. » *Curr Top Microbiol Immunol.* 2009 ; 333 : 413-29.

Sansoni P., Vescovini R., Fagnoni F., Biasini C., Zanni F., Zanlari L., Telera A., Lucchini G., Passeri G., Monti D., Franceschi C., Passeri M. « The immune system in extrem longevity. » *Exp Gerontol.* 2008 Feb ; 43 (2) : 61-5. Epub 2007 Jul 4.

Vallejo A.N. « Age-dependent alterations of the T cell repertoire and functional diversity of T cells of the aged. » *Immunol Res.* 2006 ; 36 (1-3) : 211-8.

Vasto S., Carruba G., Loi D., Colonna-Romano G., Di Bona D., Candore G., Caruso C. « Inflammation, ageing and cancer. » *Mech Ageing Dev.* 2009 Jan-Feb ; 130 (1-2) : 40-5. Epub 2008 Jul 10.

Walker R.F., Pakula L.C., Sutcliffe M.J., Kruk P.A., Graakjaer J., Shay J.W. « A case study of « disorganized development » and its possible relevance to genetic determanants of aging. » *Mech Ageing Dev.* 2009 May ; 130 (5) : 350-6. Epub 2009 Feb 24.

Weiskopf D., Weinberger B., Grubeck-Loebenstein B. « The aging of the immune system. » *Transpl Int.* 2009 nov ; 22 (11) : 1041-50. Epub 2009 Jul 16.

Wu D., Meydani S.N. « Age-associated changes in immune and inflammatory responses : impact of vitamin E intervantion. » *J Leukoc Biol.* 2008 Oct ; 84 (4) : 900-14. Epub 2008 Jul 2.

Wyon D.P. « The effects of indoor air quality on performance and productivity. » *Indoor Air.* 2004 ; 14 Suppl 7 : 92-101.

Quatrième partie : La vie commence à 60 ans

Andrews M.T. « Advances in molecular biology of hibernation in mammals. » *Bioessays.* 2007 ; 29 : 431-40. [PubMed]

Andrews M.T. « Advances in molecular biology of hibernation in mammals. » *Bioessays.* 2007 May ; 29 (5) : 431-40.

Bartke A., Brown-Borg H. « Life extention in the dwarf mouse. » *Curr Top Dev Biol.* 2004 ; 63 : 189-225.

Bherer L., Desjardins S., Fortin C. « Age-related differences in timing with breaks. » *Psychol Aging.* 2007 Jun ; 22 (2) : 398-403.

Bulpitt C.J., Antikainen R.L., Markowe H.L., Shipley M.J. « Mortality according to a prior assessment of biological age. » *Cirr Aging Sci.* 2009 Dec ; 2 (3) : 193-9.

Bulpitt C.J., Markowe H.L., Shipley M.J. « Why do some people look older than they should ? » *Postgrad Med J.* 2001 Sep ; 77 (911) : 578-81.

Burt D.M., Perrett D.I. « Perception of age in adult Ca male faces : computer graphic manipulation of shape and colour information. » Proc *Biol Sci.* 1995 Feb 22 ; 259 (1355) : 137-43.

Chanayem B.I., Bai R., Kissling G.E., Travlos G., Hoffler U. « Diet-induced obesity in male mice is associated with reduced fertility and potentiation of acrylammide-induced reproductive toxicity. » *Biol Reprod.* 2010 Jan ; 82 (1) : 96-104. Epub 2009 Aug 19.

Christensen K., Thinggaard M., McGue M., Rexbye H., Hjelmbord J.V., Aviv A., Gunn D., Van der Ouderaa F., Vaupel L.W. « Perceived age as clinically useful biomarker of ageing : cohort study. » *BMJ.* 2009 Dec 10 ; 339 : b5262.

Clarke R., Emberson J., Fletcher A., Breeze E., Marmot M., Shiphley M.J. « Life expectancy in relation to cardiovascular risk factors : 38 year follow-up of 19,000 men in the Whitehall study. » *BMJ.* 2009 Sep 16 ; 339 : b3513. doi. 10.1136/bm. b3513.

Cohen G.D. « Promotion mental health, treating mental illness Broadening the focus on intervention. » *Geriatrics.* 2002 Jan ; 57 (1) : 47-8.

Conti B. « Considerations on Temperature, Longevity and Aging. » *Cell Mol Life Sci.* 2008 June ; 65 (11) : 1626-1630.

Davey Smith G., Frankel S., Yarnell J. « Sex and death : are they related ? Findings from the Caerphilly Cohort Study. » *BMJ.* 1997 Dec 20-27 ; 315 (7123) : 1641-4.

Ferguson M., Sohal B.H., Forster M.J., and Sohal R.J. « Effect of long-term caloric restriction on oxygen consumption and body temperature in two different strains of mice. » *Mech Ageing Dev.* 2007 October ; 128 (10) : 538-545.

Giltay E.J., Kamphuis M.H., Kalmijn S., Zitman F.G., Kromhout D. « Dispositional optimism and the risk of cardiovascular death : the Zutphen Elderly Study. » *Arch Intern Med.* 2006 Feb 27 ; 166 (4) : 431-6.

Gunn D.A., Murray P.G., Tomlin C.C., Rexbye H., Christensen K., Mayes A.E. « Perceived age as a biomarker of ageing : a clinical methodology. » *Biogerontology.* 2008 Oct ; 9 (5) : 357-64. Epub 2008 Apr 22.

Gunn D.A., Rexbye H., Griffiths C.E., Murray P.G., Fereday A., Catt S.D., Tomlin C.C., Strongitharm B.H., Perrett D.I., Catt M., Mayes A.E., Messenger A.G., Green M.R., Van der Ouderaa F., Vaupel J.W., Christensen K. « Why some women look young for their age. » *Plos one.* 2009 Dec 1 ; 4 (12) : e8021

Hayflick L. « Biological aging is no longer an unsolved problem. » *Ann N Y Acad Sci.* 2007 Apr ; 1100:1-13.

Hayflick L. « Biological aging is no longer an unsolved problem. » *Ann N Y Acad Sci.* 2007 ; 1100:1-13. [PubMed]

Leitzmann M.F., Platz E.A., Stampfer M.J., Willett W.C., Giovannucci E. « Ejaculation frequency and subsequent risk of prostate cancer. » *JAMA*. 2004 Apr 7 ; 291 (13) : 1578-86.

Lu S.H., Leasure A.R., Dai Y.T. « A systematic review of body temperature variations in older people. » *J Clin Nurs*. 2010 Jan ; 19 (1-2) : 4-16. Epub 2009 Nov 3.

Mah P.M., Wittert G.A. « Obesity and testicular function. » *Mol Cell Endocrinol*. 2010 Mar 25 ; 316 (2) : 180-6. Epub 2009 Jun 18.

Manini T.M., Everhart J.E., Patel K.V., Schoeller D.A., Colbert L.H., Visser M., Tylavsky F., Bauer D.C., Goodpaster B.H., Harris T.B. « Daily activity energy expenditure and mortality among older adults. » *JAMA*. 2006 Jul 12 ; 296 (2) : 171-9.

Meara E.R., Richards S., Cutler D.M. « The gap gets bigger : changes in mortality and life expectancy, by education, 1981-2000. » *Health Aff (Millwood)*. 2008 Mar-Apr ; 27 (2) : 350-60.

Model D. « Smoker's face : an underrated clinical sign ? » *Br med (Clin Res Ed.)*. 1985 Dec 21-28 ; 291 (6511) : 1760-2.

Nkengne A., Bertin C., Stamatas G.N., Giron A., Rossi A., Issachar N., Fertil B. « Influence of facial skin attributes on the perceived age of Caucasian women. » *J Eur Acad Dermatol Venereol*. 2008 Aug ; 22 (8) : 982-91. Epub 2008 Jun 6.

Perls T.T., Bubrick E., Wager C.G., Vijg J. and Kruglak L. « Siblings of centenarians live longer. » *The Lancet* 1998 May23 Volume 351, Issue 9115, Page 1560.

Rexbye H., Petersen I., Iachina M., Mortensen J., McGue M., Vaupel J.W., Christensen K. « Hair loss among elderly men : etiology and impact on perceived age. » *J Gerontol A Biol Sci Med Sci*. 2005 Aug ; 60 (8) : 1077-82.

Rikke B.A., Johnson T.E. « Lower body temperature as a potential machanism of life extention in homeotherms. » *Exp Gerontol*. 2004 ; 39 : 927-30. [PubMed]

Roth G.S., Lane M.A., Ingram D.K. « Caloric restriction mimetics : the next phase. » *Ann N Y Acad Sci.* 2005 Dec ; 1057 : 365-71.

Sakurai M., Fujii N., Koyama S., Izawa K. « Clinical study on low body temperature in health subjects. » *Nippon Ronen Igakkai Zasshi.* 1991 Jul ; 28 (4) : 551-9.

Schnohr P., Nyboe J., Lange P., Jensen G. « Longevity and gray hair, baldness, facial wrinkles, and arcus senilis in 13,000 men and women . the Copenhagen city Heart Study. » *J Gerontol A Biol Sci med Sci.* 1998 Sep ; 53 (5) M347-50.

Shaw R.F., Bercaw B.L. « Temperature and life-span in poikilo thermous animals. » *Nature.* 1962 ; 196 : 454-7. [PubMed]

Shi T., Wang F., Stieren E., Tong Q. SIRT3, « A mitochon drial sirtuin deacetylase, regulates mitochondrial function and thermogenesis in brown adipocytes. » *J Biol Chem.* 2005 Apr 8 ; 208 (14) : 13560-7. Epub 2005 Jan 14.

Sobreiro B.P., Lucon A.M., Pasqualotto F.F., Athayde K.S., Arap S. « Semen analysis in fertile patients undergoing vasectomy : reference values and variations according to age, length of sexual abstinence, seasonality, smoking habits and caffeine intake. » Sao Paulo Med J. 2005 Jul 7 ; 123 (4) : 161-6.

Stewart T.M., Liu D.Y., Garrett C., Jørgensen N., Brown E.H., Baker H.W. « Associations between andrological measures, hormones and semen quality in fertile Australian men : inverse relationship between obesity and sperm output ». Hum Reprod. 2009 Jul ; 24 (7) : 1561-8 Epub 2009 Apr 7.

Tsukahara K., Fujimura T., Yoshida Y., Kitahara T., Hotta M., Moriwaki S., Witt P.S., Simion F.A., Takema Y., « Comparision of age-related changes in wrinkling and sagging of the skin in Caucasian females and in Japanese femailes. » J Cosmet Sci. 2004 Jul-Aug ; 55 (4) : 351-71

Tsukahara K., Hotta M., Osanai O., Fujimura T., Kitahara T., Takema Y. « The effect of eye opening on the result of facial wrinkle essessment. » Skin Res Technol. 2009 Nov ; 15 (4) : 384-91.

Walford R.L. « Maximum Lifespan. » WW Norton ; New York : 1983.

Remerciements

Pour leur amitié et leurs conseils avisés,
Pr Frédéric Baud
Pr Patrick Berche
Pr François Bricaire
Pr Gérard Friedlander
Pr Serge Hercberg
Pr Michel Lejoyeux
Pr François Olivenne
Pr Augustin Scalbert
Mme Simone Bairamian
M. Thierry Billard
M. Bernard-Henri Levy
Mme Marie Saldmann
M. Bernard Werber

Table

Deuxième partie
S'arrêter de vieillir ? La méthode

Troisième partie
Se soigner soi-même, à la pointe de la recherche médicale

Quatrième partie
La vie commence à 60 ans

Cet ouvrage a été imprimé
en mars 2011 par

CPI
FIRMIN-DIDOT

27650 Mesnil-sur-l'Estrée
N° d'édition : L.01ELKN000315.A002
N° d'impression : 104913
Dépôt légal : mars 2011

Composition et mise en page

NORD COMPO
multimédia

Imprimé en France